I0109566

JUAN PLANTAS

Descubre en la naturaleza la mejor medicina

MÁS DE 180 FÓRMULAS MAESTRAS PARA CUIDAR TU SALUD

Grijalbo

Papel certificado por el Forest Stewardship Council®

MIXTO
Papel | Apoyando la
silvicultura responsable
FSC® C117695
FSC
www.fsc.org

Penguin
Random House
Grupo Editorial

Primera edición: junio de 2024

© 2024, Iván Gónzalez
© 2024, Penguin Random House Grupo Editorial, S.A.U.
Travessera de Gràcia, 47-49. 08021 Barcelona

Penguin Random House Grupo Editorial apoya la protección de la propiedad intelectual.
La propiedad intelectual estimula la creatividad, defiende la diversidad en el ámbito de las ideas
y el conocimiento, promueve la libre expresión y favorece una cultura viva. Gracias por comprar una edición
autorizada de este libro y por respetar las leyes de propiedad intelectual al no reproducir ni distribuir ninguna
parte de esta obra por ningún medio sin permiso. Al hacerlo está respaldando a los autores y permitiendo
que PRHGE continúe publicando libros para todos los lectores. De conformidad con lo dispuesto
en el artículo 67.3 del Real Decreto Ley 24/2021, de 2 de noviembre, PRHGE se reserva expresamente los
derechos de reproducción y de uso de esta obra y de todos sus elementos mediante medios de lectura
mecánica y otros medios adecuados a tal fin. Diríjase a CEDRO (Centro Español de Derechos Reprográficos,
http://www.cedro.org) si necesita reproducir algún fragmento de esta obra.

Printed in Spain – Impreso en España

ISBN: 978-84-253-6558-4
Depósito legal: B-7.034-2024

Compuesto en Fotocomposición gama, s. l.
Impreso en Limpergraf, S. L.
Barberà del Vallès (Barcelona)

GR 6 5 5 8 4

Sumario

Prólogo del autor a la primera edición

Este pequeño tratado de remedios curativos para la familia nace después de varias décadas de estudio, de investigación independiente y, sobre todo, de la observación y comprensión de este gran jardín medicinal que es la naturaleza. La madre naturaleza, como a mí me gusta denominarla, nos proporciona a todos sus hijos y criaturas lo necesario para desarrollar nuestras vidas de la mejor manera y en las condiciones más favorables.

El amor que ha ido creciendo en mí durante estos años de trabajo en la naturaleza hace que manifieste sin tapujos la urgencia de cuidar, respetar y proteger este patrimonio de la humanidad, la mayor y más importante herencia que nos ha sido dada.

El conocimiento y la aplicación (el uso curativo-medicinal de las especies vegetales) se remonta a más de 8.000 años en la India (el método ayurveda), 6.000 años en China (la medicina tradicional china), 4.000 años en Egipto (como lo demuestra el papiro Ebers del siglo XVI a. C.) y 2.500 años en Grecia (ya lo mencionaron en sus escritos Aristóteles, Hipócrates, Dioscórides, Galena, etc.).

En la actualidad el uso terapéutico de las especies vegetales medicinales recibe, en no pocas ocasiones, la denominación de pseudoterapia, y su conocimiento, pseudociencia. Sin embargo, negar los cuidados que nos ofrece la madre naturaleza, negar la creación vegetal, que ha sido fundamental para la existencia y el desarrollo de la especie humana, obviar o tildar de pseudofalso el conocimiento, la tradición y la experimentación empírica que las más importantes culturas han realizado a lo largo de los siglos, rechazar su legado (en el ámbito que tratamos) es negar la evidencia, es huir de lo que se ha manifestado de forma expresa durante miles de años en la historia del saber humano.

El cuidado y respeto hacia la madre naturaleza tiene que reflejarse en nuestros actos y en nuestro comportamiento cuando nos aproximamos y movemos en ella.

El propósito de este libro no es exclusivista y mucho menos excluyente de cualquier otra aplicación o tratamiento terapéutico. La palabra «terapeuta» deriva de la raíz «teo» (o sea, Dios, divino, creador) y «peuta» (el caminante), así que el que profesa es el que sigue la senda del creador, de la creación y de lo creado, y todo aquello que ayuda a mantener en buen estado la salud o facilita su recuperación cuando se enferma se encuentra en la senda descrita.

Las plantas curativas, como todo, también tienen un propósito. Son seres vivos y, por tanto, seres animados, es decir, seres vivos con alma, un alma que, como tal, experimenta sensaciones y responde a estímulos.* Esta realidad aporta un sentido mucho más veraz y valioso al propósito que tienen de ayudar, pues sus compuestos químicos, su desarrollo y su proceder alquímico interrelacionan con el ser humano —también con el reino animal y el fúngico— desde la consciencia de ese gran organismo que es la creación.

En estos tiempos en los que se percibe, se observa y se puede verificar la correlación entre estados anímicos anómalos, dolorosos, traumáticos y las enfermedades orgánicas, cobra una mayor relevancia la necesidad de estudiar y aplicar las plantas médico-curativas en la salud y el bienestar del ser humano y del reino animal.

Deseo manifestar mi gratitud a las plantas y a la madre natura por haberme permitido transitar por la senda de la comprensión de la esencia creadora para descubrir su para qué, esto es, su propósito.

Invito a quien se sumerja en estas páginas a que escuche la *música* de una planta y disfrute de la *sinfonía* que la unión de varias de ellas puede ofrecernos para nuestro bien.

Juan González Simonneau, Juan Plantas
Etnobotánico, psicólogo y pedagogo

---

* Ver *La vida secreta de las plantas*, de Peter Tompkins y Christopher Bird.

Prólogo del autor a la reedición

En la presente reedición, que ha supuesto algunos cambios formales evidentes —título de la obra, portada, diseño de interior…—, he creído conveniente ampliar el contenido añadiendo información sobre algunas de las plantas mencionadas.

Por un lado, he tenido en cuenta el caso del propóleo por su gran particularidad, ya que, aunque no se trate de un vegetal propiamente dicho, sino de una sustancia elaborada por las abejas a partir de las yemas, la savia y la resina de algunos árboles y arbustos, resulta de gran ayuda para combatir bacterias, virus y hongos.

Otra aportación nueva es la del aloe vera, una especie con una amplitud de acción para los seres humanos en todo lo que es cotidiano, desde usos cosméticos hasta compuestos medicinales tópicos para afecciones de la piel o para aliviar el estreñimiento.

La tercera planta elegida para ampliar el contenido corresponde a una de las especies más excepcionales: el *Viscum album*, también conocido como muérdago, ya documentada desde antiguo en importantes libros de antropología y etnobotánica, y estudiada, sometida a investigación y experimentación por la ciencia moderna. En la edad media, se usaba su aceite para repeler a los lobos, y se le atribuían también propiedades mágicas, como la propia de la tradición celta, que la relaciona con la fertilidad y el amor.

Finalmente, la planta probablemente más universal, conocida en todos los continentes y considerada como sagrada por algunas culturas de la antigüedad, es la planta mediterránea más recreada y valorada por sus virtudes y aplicaciones para la salud y el bienestar humano: el *Rosmarinus officinalis* o romero.

Todas ellas, con una gran acción y eficacia para la sanación de diversas dolencias que afectan a la sociedad actual, son complementarias o alternativas de otras técnicas terapéuticas y poseen un acervo histórico, cultural, popular, antropológico y científico indiscutible. Han sido estudiadas, investigadas y experimentadas en centros de investigación de laboratorios por sus especialistas, y las virtudes que atesoran han sido verificadas y contrastadas. Para dar fe de ello, cito las fuentes más importantes y presento la información proporcionada de modo simplificado y abreviado, para centrarme en lo más importante en cada caso.

Encontraréis la información en el apartado «Anexos».

Prólogo a la edición de 2020

Cuando conocí a don Juan Plantas experimenté, con toda seguridad, la misma sensación que debió de tener Carlos Castaneda al conocer a su don Juan. Reconocí, con pleno amor, a un **maestro**. A veces me pregunto si son la misma persona, pero no, comparten el nombre y el camino del corazón, aquel que te lleva por el sendero del conocimiento hasta la pura conciencia. No son la misma persona, aunque, al mismo tiempo, en esencia son uno solo. Ahí, delante de mi **maestro**, volví a dame cuenta de que toda la titulitis universitaria servía de muy poco cuando vas a ponerte al servicio de un ser humano que sufre. Inspirada por este encuentro, ahondé en la reflexión sobre el tipo de práctica médica que realizamos los profesionales de la salud.

Actualmente la medicina más extendida en nuestro medio provee a los profesionales sanitarios de buenas estrategias de diagnóstico que nos permiten aproximarnos a una comprensión bastante exacta de cómo reconocer y predecir el comportamiento de una enfermedad en el cuerpo físico del ser humano. Sin embargo, a nivel terapéutico, padecemos un sesgo muy significativo en cuanto a los tratamientos que ofrecer a las personas que nos consultan. Alto y claro escribo, sin miedo, que los médicos no somos libres de prescribir lo que en ocasiones consideramos más adecuado para cada uno de nuestros pacientes. Ejemplarizante es el caso del cannabis: cualquier médico curioso y con pocos prejuicios sabe que su uso terapéutico ayuda a aliviar el sufrimiento en muchas circunstancias, pero no lo prescribimos, no podemos recetarlo. Como el cannabis, hay otros muchos ejemplos: la ruda, el muérdago, los hongos psilocibios… Muchas de estas especies han sido perseguidas por la más profunda y arrogante ignorancia y ahora están prácticamente desaparecidas. Durante la Inquisición, por ejemplo, al mismo tiempo que se asesinaba a miles de mujeres acusadas de brujería, cuando muchas de ellas eran mujeres de conocimiento, con su muerte también se quemaba todo su saber, se aniquilaban especies vegetales de gran interés etnobotánico, como la mandrágora, y se hacía desaparecer toda la tradición de su conocimiento y se demonizaba su uso. Aquello fue una barbarie en todos los sentidos, fueron actos malvados y crueles.

A lo largo de la historia de la humanidad, los seres humanos hemos aprendido de nuestra madre naturaleza un importante conocimiento sobre el uso terapéutico de las plantas y los hongos. Conocemos el tiempo y el lugar más idóneo para recogerlas, la manera adecuada para recolectarlas, procesarlas y almacenarlas. Podemos realizar diferentes preparaciones terapéuticas y combinar su uso para mejorar el tratamiento de cada afección, además de individualizarlo de acuerdo con las particularidades que cada caso pueda presentar. Este saber ha acompañado a los seres humanos durante toda nuestra aventura en este planeta y nos ha apoyado ante la adversidad, aliviado nuestros males, sanado la enfermedad.

Juan Plantas posee este conocimiento y, afortunadamente, también posee vocación de enseñanza. Desde la revolución farmacológica, que transformó los pequeños laboratorios en la poderosa industria farmacéutica neoliberal que representa hoy día, se ha producido, en paralelo, un desprestigio progresivo del uso de hongos y vegetales para el tratamiento de diversas enfermedades, a pesar de que es conocida su existencia desde hace milenios. Estas empresas sin alma que mercantilizan la salud, creyéndose legitimadas para comerciar con la medicina, ejercen el control sobre numerosos médicos a través de cursos formación y asistencia a congresos, cuyos costes —gastos de viajes, alojamiento y dietas—, corren a su cuenta en muchas ocasiones.

El truco que sostiene esta estructura se basa en que la elevadísima inversión económica que suponen estos eventos formativos es difícil de asumir entre los expertos con un sueldo como el suyo, una remuneración que, en España, además de ser una de las más bajas de Europa, decrece como el resto de los salarios. En mi opinión, esta gran industria ha ninguneado, rechazado y demonizado incluso el uso de plantas para ayudar en la mejora de la salud. El oscuro demonio de la codicia se cierne sobre nosotros sin generar sospecha alguna. Solo aquellos que puedan bucear a través de los actos y de la ciencia, hasta llegar a la verdadera intención que mueve a estas empresas, podrá observar lo huecas que están. En ellas no existe un ápice de bondad, generosidad o voluntad de servicio a la comunidad, únicamente hallaremos el deseo de dinero y de poder a cualquier precio, por encima de aquello que se interponga en su camino.

Detrás de esta actitud se encuentra el veneno que infecta el alma del ser humano: la codicia y la avaricia. Las plantas no se pueden patentar y no resultan tan beneficiosas económicamente como desarrollar una molécula de síntesis, a la que, como es tuya según la ley de propiedad intelectual, puedes ponerle el precio que desees. Y el que no te page, que muera, que sufra, que se suicide o que consiga el dinero como sea, como si a alguien esto le importase. El negocio con las plantas es ilegalizarlas y permitir un número muy limitado de licencias a precios desorbitados, solo asequibles para grandes empresas. La intención es mantener el control sobre la producción y posiblemente sobre el precio.

Aprendí con Juan Plantas lo que no queda plasmado en los libros. Nadie me había explicado antes cómo recoger plantas mostrando respeto y agradecimiento a ese ser vivo que se entrega para ayudarnos a aliviar nuestro mal. Dónde recogerlas, en qué momento de su ciclo vital hacerlo o cómo repoblar el daño causado al ecosistema. Después de un tiempo de estudio con Juan, decidimos ofrecer consulta médica y asesoramiento etnobotánico conjunto, momento en el cual empecé a observar el resultado de muchas de las fórmulas que ha recogido en este manual. Estas preparaciones magistrales ayudan desde tiempo a muchas personas a sanar las afecciones que padecemos a diario.

Juan me enseñó que la conciencia también puede entenderse como *con-ciencia*, siendo equivalente a *con-conocimiento*. Este conocimiento es universal y accesible para todos los seres humanos porque, de manera esencial, ya existe en cada uno de nosotros. Solo hay que encenderlo, reconocerlo y establecernos en él. Y mientras recorremos ese camino, algunos de nuestros **maestros** deciden hacer sencillo lo complicado, explicar con la intención de ser entendidos, transmitirnos su conocimiento de manera que cualquier individuo, en cualquier lugar, de cualquier cultura, sexo o edad, pueda comprender aquello que comparten con nosotros. Las plantitas y los honguitos, como nuestros **maestros**, nos acompañan y nos aportan su energía de sanación cuando la necesitamos.

Recuerdo la primera vez que escuché a don Juan afirmar: «No somos seres humanos en una aventura espiritual, somos seres espirituales en una aventura humana». Estaba hablando de la medicina del alma de la ruda. Hablaba de aquello que nos hace iguales, que forma parte de todos nosotros, de la voluntad de recuperar nuestro poder interno, de ser libres para experimentar esta aventura humana.

Sin ahondar en los motivos, parece que el poder de sanación que viene de serie con el ser humano se ha desplazado fuera de cada uno de nosotros, lo hemos depositado, sin saber muy bien por qué, en una figura externa, el médico. En mi opinión, este libro tiene la intención de devolver ese poder de autosanación a las personas, ese poder que en realidad reside en cada uno de nosotros. Solo hay que observarse, escucharse con atención, permitirse sentir el cuerpo para identificar adecuadamente los síntomas que presentamos, los tiempos en los que se desarrollan y las circunstancias que los afectan, tanto para aliviar como para empeorar. Sin juzgar, solo observar. Después, toca dejarse aconsejar por el sentido común y cultivar la prudencia.

Hay que saber que la aproximación de don Juan al mundo de las plantas no es solo científica. Sí, la tierra, la base, los cimientos de este libro son ciencia basada en la evidencia, en análisis de laboratorio y en ensayos clínicos. De forma simultánea, esta realidad científica encaja como un engranaje que pudiese ajustarse a la perfección con los antiguos conocimientos de diferentes tradiciones culturales, basados en la evidencia que genera un uso milenario de plantas y hongos. Cada una de estas fórmulas contiene un gran conocimiento científico y una pizca, solo una pizca, de la magia más poderosa del universo, la bondad del corazón, aquella que es transcultural, universal, y que, al hallarse presente en todos, podemos reconocerla solo con encender la luz.

Este libro es un manual que bien podrían utilizar los profesionales. Es una guía llena de riqueza, fórmulas magistrales, combinaciones de plantas específicas basadas en el conocimiento de toda una vida. Es un regalo. Para encender la luz en este manual, me permito hacer algunas recomendaciones que, espero, sean útiles al seleccionar una de estas pócimas para ti o para una persona que pueda solicitar tu ayuda. La clave es el sentido común, ese que está presente en todos nosotros.

En primer lugar, si el problema de salud indica gravedad por su rapidez de aparición, la intensidad de los síntomas u otras circunstancias, consulta con un profesional. Por favor, sé cauto y prudente. Reconocer cuándo necesitamos ayuda nos hace más fuertes y grandes, para nada nos debilita.

Este manual tiene la intención de ayudar, de aliviar y de restaurar la salud a través de medios que la naturaleza nos brinda de manera gratuita, pero en muchas ocasiones precisamos la ayuda de un profesional de la salud que nos oriente para entender mejor la afección que padecemos. Para poder ayudarnos, lo primero que debemos hacer es observarnos y reconocer los síntomas que presentamos. Si no disponemos de conocimiento suficiente para entender lo que nos sucede, la recomendación es no automedicarse. Las recetas que se proponen en este manual no están exentas de riesgos o interacciones con otras plantas, hongos o medicamentos sintéticos. Dependiendo de las diferencias individuales que cada uno de nosotros presentemos, pueden requerir ajustes, modificaciones o complementaciones. Por ese motivo, si existen dudas sobre su idoneidad, pide ayuda.

Si tu problema de salud es un viejo conocido, se trata de una afección leve, moderada o has recibido asesoramiento de un profesional sanitario que te orienta en la comprensión de tu afección, adelante, aventúrate a ser el hacedor de tu propia medicina. Este es el libro adecuado para guiarte en la metodología para realizar preparaciones medicinales seguras, efectivas y fáciles, sin necesidad de tener un laboratorio en casa. Es un recetario para la salud.

Descubre en la naturaleza la mejor medicina

Esta gran obra es sencilla, práctica y accesible para todas aquellas personas que con honestidad se interesen en tener herramientas útiles para aliviar el sufrimiento. Al mismo tiempo, constituye una magnífica obra de vida, de compilación de bibliografía médica, farmacológica y mística; de elaboración y relación de diversas fuentes de contenido, una experimentación y vivencia del conocimiento. Finalmente, este manual manifiesta la intención de compartir, enseñar, trasmitir y divulgar un conocimiento que merece ser devuelto a la sociedad.

Muchas son las enseñanzas que he recibido de don Juan desde que lo cuento entre mis amigos, tan valiosas que no existe nada material que pueda compararse. Por ese motivo, solo puedo expresar agradecimiento por haberle conocido.

Me voy a permitir otra licencia, la de contar un cuento. Es a través de los cuentos, leyendas, fábulas que los seres humanos transmitimos enseñanzas. Este relato, que no es de mi invención, se viene contando de generación en generación desde hace milenios, y hoy, os lo voy a contar con mis palabras.

En un tiempo indeterminado y fuera del alcance de la mente humana, existía el mundo de los dioses. Esta historia comienza con dos hermanos, dos demonios llamados Egoísmo y Avaricia, que vivían en este mundo. Durante eones realizaron austeras y severas prácticas yóguicas de manera abnegada y perseverante, y generaron tanto calor con su esfuerzo y dedicación que, cuando acudieron a los pies del dios Bragma, este no pudo más que conceder la recompensa que solicitaban por su esfuerzo. Bragma no tenía posibilidad de negarse, ya que, según la ley del karma, tanta energía yóguica en forma de calor debía recompensarse porque, si no se hacía, se corría el peligro de que se quemara la estructura que sostenía todos los mundos, el universo entero. Los demonios solicitaron ser invencibles, por lo que Bragma accedió y les concedió la garantía celestial de que ningún hombre o dios podría vencerlos en combate.

En aquella época sin fecha, el mundo de los dioses se encontraba bastante corrompido. Sus valores se habían degradado y se dedicaban al placer y al poder. Las diosas ya no reinaban, eran meras consortes que por propia voluntad habían abandonado su poder y se lo habían entregado a los dioses, que reinaban en su nombre, mientras ellas empleaban su tiempo en entretener a sus esposos con fiestas y eventos. Algunas simplemente habían desaparecido, reabsorbiéndose en aquello que es todo y nada. Así que en este mundo decadente en el que las diosas ya no sabían luchar, eran un mero adorno, Egoísmo y Avaricia eran invencibles.

Rápidamente tomaron el poder de los dioses y se autoproclamaron reyes supremos. Tomaron como propios todos los bienes divinos y sometieron a las diosas a la esclavitud, mientras que desterraron al exilio a los dioses, que recorrían los submundos vagabundeando en la más absoluta pobreza.

Al cabo de no se sabe cuánto tiempo, un sabio se apiadó de los dioses y se acercó a revelarles la grieta que presentaba la recompensa de Bragma: solo una mujer o una diosa podría acabar con los demonios. Egoísmo y Avaricia se habían convertido en los seres más poderosos del mundo de los dioses, tenían a sus órdenes a los ejércitos más grandes y destructores y a hordas de demonios menores a su servicio, por lo que tal hazaña parecía, en esos momentos, imposible de llevarse a cabo. Solo existía un ser en toda la creación capaz de tener éxito allí donde todos los demás seres fracasarían. Los dioses sabían quién era y que este no podría negarse si le pedían ayuda.

De este modo, emprendieron el camino hacia las montañas Vindhaya, donde moraba Durga, la gran diosa. Postrados ante la montaña invocaron a la que brilla, al poder y la conciencia que reside en la esencia de todo lo que existe para que se manifestase ante ellos, para que acudiese en ayuda de sus hijos. De pronto, la diosa apareció como Durga a lomos de un león, brillante y oscura al mismo tiempo, con su hermosa piel azulada y su melena negra al viento. Su belleza era tal que con solo mirarla de reojo inspiraba el amor más puro y sincero. Ella escuchó sus súplicas y accedió a socorrer a los dioses y a restablecer el equilibrio en el mundo.

Se puso en marcha a lomos de su león hasta las puertas del palacio de los demonios Egoísmo y Avaricia. Acariciaba despreocupadamente las flores a su paso y todo aquel que la miraba quedaba hechizado por su belleza. Los demonios se asomaron a la ventana y quedaron sorprendidos por la perfección de su hermosura. Tenían ante sí el ser más hermoso que habían contemplado jamás. Así que resolvieron que no podría tratarse de otra cosa más que del presente de algún importante dios que deseaba ganarse su simpatía mediante una ofrenda. Sin dudarlo aceptaron el bello regalo y enviaron a uno de sus mayordomos al encuentro con Durga para invitarla a unirse al resto de sus esposas. La diosa, tímida y recatada, contestó que ella pertenecía a una raza de guerreros y que solo podría entregarse en matrimonio a aquel que pudiese vencerla en combate. El mayordomo intentó convencerla para que cambiase de opinión, le dijo que estaba loca, que tanto los demonios como su ejército eran invencibles, que era una lástima que un ser tan bonito como ella pereciese de una manera tan irremediable. Con todo trasladó el mensaje de Durga a los demonios, los cuales, entre risas y cierta indignación, decidieron que un destacamento de bravos guerreros saliera a su encuentro y trajera por la fuerza a la bella doncella. Estos, al encontrarse con la joven, ordenaron que de manera inmediata se entregase y se sometiese a los deseos de sus amos, ya que, si no, tendrían que obligarla por la fuerza. Durga pestañeó suave y sensualmente, y las cabezas de todos los miembros del destacamento rodaron por los suelos.

La ira se apoderó de Egoísmo y Avaricia. Era del todo incomprensible para ellos que una sola mujer osase desafiarlos con ese desdén. Incapaces de ver ante quién se encontraban, enviaron a la batalla con la diosa a sus todos sus ejércitos. La lucha fue larga, repleta de numerosas aventuras, como cuando Durga abrió su tercer ojo, a través del cual aparecieron las principales diosas guerreras, ausentes de los mundos desde hacía mucho tiempo., Estas pusieron fin a la vida de todo aquel que se enfrentaba a ellas. Cuando los ejércitos fueron derrotados, las diosas se reabsorbieron en Durga y a los demonios no les quedó otro remedio que salir de su palacio para enfrentarse a ella. El primero en ser derrotado fue Avaricia. Cuando le tocó el turno a Egoísmo, este increpó a la diosa su falta de honestidad, pues ella había asegurado que se desposaría con aquel que lograse vencerla en combate, y que había recibido la ayuda de otras muchas diosas, gracias a lo cual había podido derrotar a sus guerreros.

Entonces la diosa se mostró en todo su esplender y explicó quién era ella en realidad. Ella es la *madre* que ha acudido a reestablecer el equilibrio al universo; ella es todas las diosas, todas ellas emergen de Durga y se reabsorben en ella. Ella es todo lo que existe y lo que no existe. Egoísmo, justo antes de morir, tomó consciencia de quién era la doncella en verdad y esbozó en su rostro una sonrisa, mientras pronunció *Maa Durga* y se entregó a la muerte, reabsorbiéndose en la dicha.

El arquetipo de Durga representa el poder interno que los seres humanos poseemos para luchar contra nuestros propios demonios. La lucha descrita en el cuento es en verdad la batalla interna en la que cada uno de nosotros estamos inmersos dentro de nuestro desarrollo personal y espiritual. Durga en este caso nos ofrece las armas que necesitamos en nuestro camino evolutivo a través de nuestra madre naturaleza, Gaia, Pachamama, llamada con múltiples nombres dependiendo de cada cultura; sin embargo, es la única y misma diosa para todos nosotros.

He seleccionado este cuento porque, aunque nunca ha sido relatado por don Juan, el mensaje que transmite bien podría tratarse de una de sus enseñanzas; cambiaría la forma del mensaje, pero mantendría el mismo contenido.

Nuestra madre nos está ofreciendo todo aquello que necesitamos para curar nuestras heridas del cuerpo y del alma, nos regala conocimiento y sanación. Solo tenemos que abrirnos a su gracia para aprender. Hemos de entender como sociedad y como especie que, a través de la contaminación del agua, el suelo, el aire y el alimento, dañamos nuestro planeta, a nuestra madre, a aquella que nos sostiene en la vida. Estamos envenenando nuestro mundo, que no es ajeno a nosotros, formamos parte de él y, por lo tanto, resulta evidente que, con nuestra actitud, nos estamos envenenando a nosotros mismos, siendo esta la causa última de las nuevas pandemias que sufre la humanidad. A través del maltrato a nuestra gran diosa estamos poniendo en peligro nuestra supervivencia en este planeta. Hemos de cuidarlo, de esa manera nos cuidamos a nosotros mismos como especie y nos damos una oportunidad de prosperar y evolucionar. La enseñanza final de don Juan está llena de esperanza: nuestra madre nos ofrece las herramientas que necesitamos para nuestra evolución y sanación, y nos recuerda que el conocimiento que necesitamos para esta tarea ya se encuentra dentro de nosotros.

Gracias, don Juan, por tu sabiduría, por tus enseñanzas y por recordarnos que este conocimiento, que es transcultural, emerge desde lo más profundo de nosotros y solo está esperando a ser reconocido. Y mientras recorremos el camino, concedámonos la mejor de las compañías. El manual que sostienes en las manos viene cargado de amor y va a ser un gran compañero de viaje.

Ruth Velarde
Doctora en Medicina

Introducción

A continuación nos sumergiremos en el apasionante mundo de la aplicación práctica de las plantas medicinales y en cómo pueden mejorar nuestra salud. Espero que disfrutes con la lectura y con los consejos, basados en la ancestral experiencia acumulada por la humanidad.

Plantas medicinales. Plantas curativas

Son todas aquellas especies vegetales que, aplicadas adecuadamente, nos ayudan a mantener o recuperar la salud.

Ambas denominaciones son correctas, si bien la segunda se usa menos, aunque es más concreta y directa.

Plantas silvestres. Plantas cultivadas

Una planta silvestre es la que se encuentra en su entorno natural, esto es, nace y se desarrolla sin la intervención humana. Muchas plantas hoy silvestres proceden de otros continentes que en algún momento se implantaron, se adaptaron y se extendieron, y han logrado permanecer en estado silvestre aun después de la desaparición de los cultivos originales.

Las plantas cultivadas son aquellas especies sobre las que actúa la mano humana, es decir, se plantan y se cuida de ellas. Se trata de un proceso de «domesticación» que aproxima y facilita su uso. Desde tiempos remotos y en muy diversas culturas, los huertos y jardines medicinales estaban presentes en palacios, templos, monasterios y otros recintos de culto y conocimiento para cuidar de la salud.

Preparaciones simples y compuestas

La fitoterapia tradicional y la farmacopea oficial denominan:

- **simples** a las preparaciones y aplicaciones de una sola planta o una parte de esta.
- **compuestas** a la unión de varias plantas o remedios en una preparación y para un fin. Cuando el compuesto se formula con cantidades o proporciones específicas de cada planta se denomina **fórmula magistral**.

Clasificación de las especies medicinales

1. herbáceas (hierbas)
2. arbustivas (arbustos)
3. arbóreas (árboles)
4. hongos (incluidos)

Partes útiles (para uso medicinal):

- planta: toda la parte aérea (pl.)
- raíz, rizoma o bulbo (r.)
- corteza (segunda corteza de las ramas jóvenes de 1.er y 2.º año) (c.)
- yemas, brotes tiernos (y.)
- hojas (h.)
- sumidades florales (ramas, florales con sus hojas) (s. fl.)
- flores, pétalos (fl.)
- frutos (drupas o bayas) (fr.)
- semillas (granos, pepitas o pipas) (sm.)
- savia o látex
- resina
- aceite
- aceite esencial (ac. es.)
- estigmas (est.)

Los derivados de origen vegetal de producción apícola también se consideran medicinales:

- polen
- propóleo

Las partes de las plantas que se van a utilizar a lo largo de este libro se especifican claramente mediante su nomenclatura abreviada, que aparecerá a continuación del nombre de las plantas. Estas se denominarán con su nombre más popular en castellano. El vocablo técnico en latín, así como en otras lenguas, se ofrece en los apéndices finales.

Planta fresca y planta seca

- Se entiende por **planta fresca** aquella que se recolecta, se prepara y se conserva en fresco para su uso medicinal.
- Muchas de las plantas curativas, especialmente sus partes aéreas, se pueden utilizar frescas.

- **No pueden (deben) utilizarse frescas:**

- las hojas de laurel
- las hojas de eucalipto
- la planta de muérdago

- La **planta fresca se usa** favorablemente en uso externo para:

- la preparación de oleatos (aceite de maceración)
- los cataplasmas, emplastos y apósitos (hervidas o aplicadas directamente)
- la extracción de jugo o savia
- los bálsamos y pomadas (a partir del oleato)
- la extracción del aceite esencial
- la extracción del aceite vegetal

- Por **planta seca** nos referimos a la que ha sido recogida fresca, en la época y el momento adecuados, y rápidamente se procede a su secado para evitar el deterioro o la pérdida de principios activos. El secado se ha de realizar en un lugar:

* seco
* ventilado (aireado)
* cálido
* a la sombra
* de forma rápida

- Una vez secas, se conservan en recipientes bien cerrados.

- El secado es la forma más adecuada y eficaz para la conservación y permite un uso más completo cuando se elaboran compuestos y fórmulas magistrales. Es el método de trabajo utilizado por la farmacopea oficial.

- Un buen secado debe permitir la identificación correcta de la planta. Esta no pierde el color, pero se oscurece o palidece un poco.

- Bien conservada se podrá utilizar durante al menos un año.

-**Las plantas que se recogen ya secas no sirven.**

Toxicidad

Algunas especies vegetales tienen la capacidad de producir intoxicación, un efecto nocivo sobre el organismo, incluso fatal en algún caso.

¡Recuerda que la intoxicación, especialmente si es producida por alcaloides, se reduce y desaparece tomando leche de vaca pura esterilizada! ¡Y también con carbón vegetal!

En ocasiones solo una parte de la planta es la que es tóxica (la raíz, el fruto...), pero no ocurre lo mismo con el resto de la planta.

Algunas especies de plantas solo pueden usarse externamente.

En general, la toxicidad está vinculada a la dosis y solo se produce en dosis muy superiores a las recomendadas.

En los tratados de plantas medicinales, siempre se especifica cuáles son tóxicas.

Preparaciones

Uso interno

En agua

1. Maceración en frío (remojo)

Se pone en remojo la materia vegetal y se deja x horas en función de la dureza del material (raíz, corteza, hojas y flores). Después se calienta un poco, se cuela y se toma.

2. Infusión (tisana)

Se escalda la materia vegetal, es decir, se añade a agua hirviendo, se deja reposar los minutos necesarios según dureza, se cuela y se toma (1 a 3 veces al día).

3. Cocimiento

Se hierve a fuego lento la materia vegetal durante los minutos necesarios según dureza, se cuela y se toma (1 a 3 veces al día).

4. Mixta

Se hierve la materia vegetal y luego se deja reposar los minutos necesarios según la dureza de este. Se cuela o filtra y se toma.

En vino

5. Enolito

Se pone a macerar la cantidad de materia vegetal en un vino de buena calidad durante los días necesarios según dureza. Se cuela y se toma en copitas antes o después de las comidas.

En hidroalcohol

6. Tinturas

Se pone a macerar la materia vegetal en alcohol de 45° a 70° durante los días que se requiera según dureza de la misma, se filtra y se dosifica en gotas.

> Nota: Dada la dificultad de obtener etanol purísimo apto para uso alimentario (interno), recomiendo hacer estas maceraciones con aguardiente de buena calidad (45° a 50°), de la mayor graduación posible, e incrementar el número de días de maceración.

7. Extracto fluido

Esta es una preparación medicamentosa, más compleja.

Reglas de elaboración:

1. planta seca
2. planta pulverizada
3. alcohol de 96° (etanol purísimo, apto uso interno)
4. al 50% - (50% de planta en g, 50% de alcohol en ml)
5. 9 días de maceración

---

8. Extracto seco

Se obtiene al evaporar el alcohol del extracto fluido. Se utiliza para obleas, cápsulas, comprimidos y algunas diluciones. Dada la mayor complejidad y el coste de la elaboración, no se incluyen en este libro, pero se pueden adquirir en establecimientos apropiados, como los herbolarios.

Uso externo

9. Vinagre

Se calienta vinagre y se deja macerar la materia vegetal elegida. Después, se lava la zona afectada o se aplica sobre la misma con compresas.

10. Cocimiento concentrado

- Se elabora igual que el cocimiento (uso interno), pero con más cantidad de plantas.
- Este cocimiento se puede utilizar en:

  - lavados
  - baños
  - compresas
  - cataplasmas o emplastos

11. Aceite (oleato)

1. Llenamos hasta más de la mitad un frasco de boca grande con planta fresca. Cubrimos el recipiente y lo dejamos macerar hasta 45 °C al sol y al sereno. Después lo filtramos bien y ya se puede conservar.

2. Ponemos a calentar al baño maría una cantidad de plantas durante 45 minutos, a fuego medio, cuidando de que el aceite no hierva. Apagamos el fuego y dejamos macerar 24 horas. Pasado este tiempo volvemos a poner a calentar (siempre al baño maría) otros 45 minutos. Realizamos esta operación 5 veces. Después filtramos bien y obtenemos un buen aceite de maceración.

Se puede utilizar cualquier aceite vegetal, pero lo mejor es usar aceite de oliva virgen extra (AOVE).

Este aceite de maceración lo aplicaremos para:

- friegas
- masajes
- apósitos
- linimentos
- bálsamos
- pomadas

Aplicaciones

1. **Compresa.** Gasa o paño empapado y escurrido que se aplica sobre la zona afectada.

2. **Cataplasma.** Con la planta puesta a cocer con un poco de agua, batimos hasta obtener una papilla. Si es necesario se puede añadir harina de avena o un poco de arcilla para mayor consistencia. Después se coloca entre dos gasas o paños y se aplica durante un tiempo prolongado sobre la zona afectada. Se puede calentar de nuevo y aplicar una segunda vez.

3. **Bálsamo.** Se ponen a calentar los oleatos al baño maría y se diluyen en el aceite caliente 10 g de cera virgen. Cuando se haya diluido completamente, se saca del baño, se envasa y se deja cuajar una hora antes de tapar.

4. **Pomada.** Igual que para el bálsamo, con el 20 % de cera virgen, se añaden los aceites esenciales y se remueve ligeramente antes de servir en los recipientes.

5. **Baños.** A partir del cocimiento que hemos seguido para el bálsamo, pueden ser:

   a. **Baño general** (total): inmersión de la mayor parte del cuerpo. **¡¡¡No es conveniente mantener sumergida la zona del corazón por tiempo prolongado en agua caliente!!!**

   b. **Baño de asiento:** se sumerge la parte inferior del tronco, hasta el ombligo, por un tiempo no inferior a 14 minutos.

   c. **Baño de pies (pediluvios):** se sumergen los pies hasta los tobillos y se mantienen de 15 a 20 minutos.

   d. **Baños alternos (frío-caliente):** en dos recipientes adecuados se vierte en uno agua fría (lo más fría que se soporte sin molestias) y en el otro en agua caliente:

      1. Se sumergen los pies en el agua fría 5 segundos.
      2. Se pasan al agua caliente y se mantienen 5 minutos.
      3. Se repite 3 veces la alternancia.
      4. Abrigar bien los pies al terminar.

e. **Baño de manos (maniluvios):** se sumergen las manos hasta las muñecas y se mantienen de 15 a 20 minutos.

f. **Baño de ojos:** se realiza con una bañerita oftálmica donde ponemos el hidrolato o el agua de la infusión, muy bien filtrada, y se mantiene sobre el ojo de 3 a 5 minutos.

g. **Baño de vapor (vahos):** en un cazo o un puchero que se pueda poner al fuego ponemos el agua del cocimiento de plantas o agua muy caliente a la que se añaden aceites esenciales. Se cubre con una toalla la zona de exposición al vapor para concentrar el vapor. En los vahos cubrimos la cabeza.

Otras aplicaciones externas

1. **Instilación:** en la nariz u oído se ponen unas gotas en los orificios correspondientes y se tapona con algodón.

2. **Inhalación sólida (esnifar):** se aspira por los orificios nasales la planta finamente pulverizada.

3. **Enjuague:** en la parte anterior de la boca se pone líquido y se mueve por toda la boca, paladar, lengua, encías, etc., manteniéndolo dentro de 8 a 10 minutos.

4. **Gargarismo:** se realiza como el enjuague, en la parte interior (la parte profunda, próxima a la garganta) de la boca. Mantener entre 8 y 12 minutos en varios buches.

5. **Irrigación:** introducir el agua del cocimiento por vía vaginal y mantener el mayor tiempo posible.

6. **Enema/lavativa:** se introduce la preparación a través del orificio anal y se retiene el mayor tiempo posible.

7. **Supositorio:** introducir en profundidad a través del ano y retener el mayor tiempo posible.

   ¡Es una de las aplicaciones terapéuticas más efectivas e inocuas que se pueden utilizar! Aunque hoy está casi en desuso, es de fácil absorción, sin ningún efecto secundario nocivo.

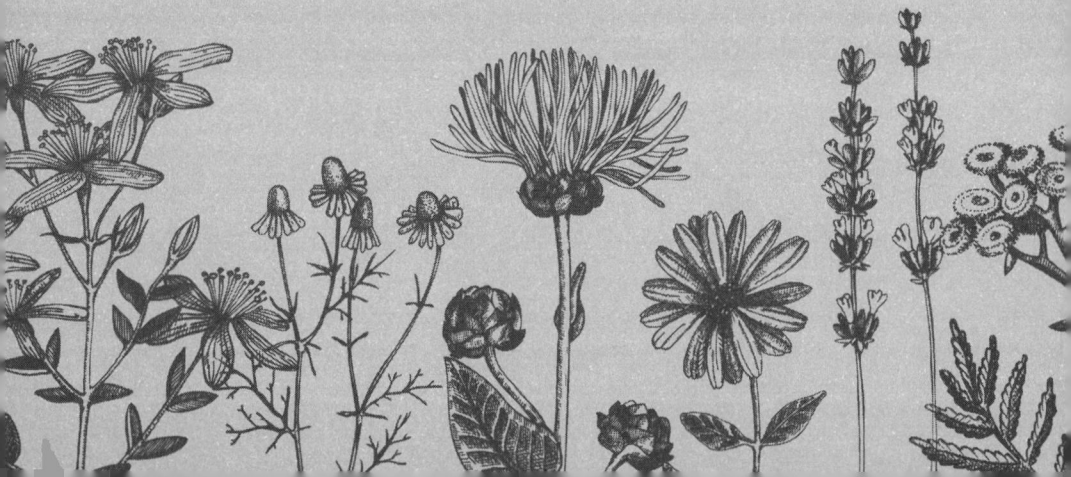

Área dérmica

La piel

La piel es el órgano más extenso de nuestro cuerpo.

Hacia dentro protege y nutre (aporte). Hacia fuera, a través del sudor (transpiración), elimina sustancias de desecho, como bacterias.

Según sea su origen (causa), las afecciones de la piel se pueden dividir en:

A) causas de procedencia externas
B) causas de etimología interna

Causas externas

Picaduras de insectos

Mosquitos - Avispas – Abejas – Arañas
Aplicar propóleo sobre las picaduras 3 o 4 veces al día.

Hormigas
Poner un trocito de aloe vera sobre la picadura y dejar actuar. Repetir 3 o 4 veces al día.

Garrapatas
Tener mucho cuidado de no tirar del insecto, ya que puede romperse y dejar la cabeza fijada a la piel. Mojar un poco de algodón en aceite de oliva, poner 2 gotas de propóleo, cubrir bien con el algodón toda la zona. Dejar unos minutos. Al retirar el algodón, comprobar que el insecto se ha desprendido por completo y aplicar un poco de propóleo sobre la picadura.

✚ Repelente de insectos

Ingredientes

- gel de aloe vera 120 ml
- aceite de hipérico 80 ml
- aceites esenciales de:
  - árbol de té 14 got.
  - citronella 14 got.
- lavanda 12 got.
- albahaca 9 got.
- limón 8 got.
- geranio 9 got.
- orégano 8 got.

Preparación

1. Mezclar el gel de aloe con el aceite de hipérico.
2. Añadir los aceites esenciales.
3. Batir bien y envasar en un recipiente adecuado.
4. Aplicar en las partes del cuerpo que queden al descubierto, incluida la cara.

Otras plantas repelentes

- aloe vera
- hipérico
- mentastro
- llantén
- albahaca
- geranio
- orégano
- laurel
- limón
- jazmín
- cantueso
- lavanda

✖ Urticaria

Reacción de la piel al contacto con ortigas u otras hierbas o agentes urticantes. Es fundamental no rascarse. En el caso de la ortiga, el picor cesará en poco más de 1 minuto, quedando un ligero hormigueo residual por poco tiempo.

✚ Recomendación, cataplasma o emplasto

Ingredientes

- caléndula (fl. fresca desmenuzada) 10 g
- llantén (h. fresca desmenuzada) 10 g
- mentastro (h. fresca desmenuzada) 10 g

Preparación

1. Coger 1 puñado de cada planta.
2. Majar en un mortero hasta reducir a una pasta (o papilla).
3. Extender sobre una gasa o tela bien limpias y cubrir con la propia gasa o tela.
4. Aplicar sobre la zona afectada y dejar no menos de 20 minutos.
5. Después aplicar gel de aloe vera sobre toda la zona afectada y dejar que penetre bien.

✚ Pomada dérmica

Ingredientes

- oleatos de:
  - hipérico 30 g
  - caléndula 30 g
  - tomillo 30 g
  - geranio 20 g
  - onagra 30 g
  - melisa 30 g
- lavanda 30 g
- cera virgen 40 g
- aceites esenciales de:
  - limón 14 got.
  - orégano 9 got.
  - árbol de té 9 got.
  - tintura de propóleo 7 got.

Preparación

1. Calentar los aceites al baño maría a fuego medio.
2. Añadir la cera en pequeños fragmentos y mover hasta que esté completamente diluida.
3. Apartar del fuego, esperar 3 minutos y añadir los aceites esenciales y el propóleo.
4. Mover hasta que se mezcle bien y envasar.
5. Dejar que cuaje.
6. Aplicar sobre la zona afectada.
7. Conviene cubrir con tela o gasa para que no manche la ropa.

Descubre en la naturaleza la mejor medicina

Con una buena absorción por la piel se puede aplicar en casi todas las afecciones dérmicas, **siempre** que no haya herida abierta.

Heridas, cortes y llagas

✚ Lavado

Ingredientes
- jabón neutro
- propóleo 2-3 got.
- aloe vera 3 uds.

Preparación
1. Lavar bien la zona con un jabón neutro, de sosa o jabón de la abuela.
2. Aplicar sobre la zona afectada una o dos lonchas de pulpa de aloe vera.
3. Cubrir y sujetar para dejar que actúe de media hora a 2 horas.
4. Retirar el apósito y poner varias gotas de propóleo.
5. Dejar airear y aplicar de nuevo el aloe.

Así aplicado el aloe corta las hemorragias con gran rapidez. Si el corte está en los dedos poner el aloe a modo de dedal.

Quemaduras

Sea cual sea la causa de la quemadura, la aplicación rápida de pulpa de aloe vera es de gran eficacia.

Posibles causas de quemaduras:

- fuego
- agua hirviendo
- aceite hirviendo
- ácidos
- abrasión
- sol

Si la extensión de la quemadura es grande, una vez puesto el aloe conviene ir con rapidez a un centro especializado en quemados o al hospital más cercano.

✚ Bálsamo para quemaduras

Ingredientes

- aloe vera (gel) 80 g
- tintura de propóleo 12 got.
- vaselina (neutra) 40 g
- aceites de:
  - caléndula 30 g
- manzanilla 30 g
- melisa 30 g
- argán 20 g
- malva 20 g
- limón (ac.es.) 18 got.

Preparación

1. Calentar los aceites al baño maría a fuego bajo.
2. Diluir en ellos la vaselina.
3. Sacar del fuego y mezclar con el gel de aloe.
4. Añadir el propóleo y el aceite esencial.
5. En un recipiente cuadrado de más o menos 10 x 10 cm colocamos una gasa y añadimos bálsamo. Cubrimos con otra gasa y así sucesivamente, gasa sobre otra hasta terminar el bálsamo.
6. Con cuidado, capa a capa, se aplica suavemente sobre la quemadura, se cubre, se sujeta con una venda y se deja por un tiempo prolongado.

⊗ Tiña y sarna

✚ Preparación

Ingredientes

- tintura de propóleo 8 got.
- árbol de té (ac.es.) 5 got.
- mirra (ac.es.) 5 got.
- alcanfor (ac.es.) 5 got.
- romero (ac.es.) 9 got.
- eucalipto (ac.es.) 5 got.
- aloe (gel) 50 g

Preparación

1. Mezclar el propóleo y los aceites esenciales con el gel de aloe. Batir para que se mezclen bien.
2. Se puede aplicar directamente sobre la zona afectada y cubrir o extender un poco sobre una gasa y aplicarla.

Plantas útiles

- pino (y.)
- pie de león (h. y fl.)
- saúco (c.)
- abedul (c.)
- eucalipto (h.)
- celidonia (h. y fl.)
- salvia (s. fl.)
- llantén (h.)
- verbena (h. y fl.)
- caléndula (fl.)
- cola de caballo (h.)
- reishi (polvo)
- vara de oro (h. y fl.)
- hipérico (s. fl.)
- manzanilla (fl.)

✚ Bálsamo

Ingredientes

- aceites de:
  - laurel (h.) 40 g
  - romero (s. fl.) 20 g
  - hipérico (s. fl.) 20 g
  - salvia (s. fl.) 20 g
  - pino (y.) 50 g
- pino (ac. es.) 5 got.
- mirra (ac. es.) 9 got.
- clavo (ac. es.) 3 got.
- propóleo TM 9 got.
- cera virgen 14 g

Preparación

1. Calentar los aceites al baño maría a fuego medio.
2. Diluir la cera virgen.
3. Sacar del fuego y añadir las gotas de propóleo y después los aceites esenciales de mirra, clavo y pino.
4. Batir hasta mezclar bien y envasar.
5. Aplicar en la zona afectada y cubrir. Dejar actuar.
6. Aplicar 2 veces al día, mañana y noche.

✚ Cocimiento. Emplasto

Ingredientes

- roble (c.) 25 g
- pie de león (h. y fl.) 10 g
- avena (grano) 15 g
- manzanilla (fl.) 15 g
- salvia (s. fl.) 20 g
- melisa (s. fl.) 10 g
- mirra (resina) 5 g
- propóleo 9 got.

Preparación

1. Hervir la avena y la mirra durante 5 minutos en 0,25 litros de agua.
2. Añadir el resto de las plantas y dejar hervir 3 minutos más.
3. Apagar el fuego y dejar reposar 9 minutos.
4. Añadir 9 gotas de propóleo.
5. Batir hasta obtener una pasta densa.
6. Extender entre dos gasas y aplicar como emplasto por la noche, antes de acostarse, y mantener.

Si sobra pasta, conservar en el frigorífico para usar los días siguientes.

Hongos en la piel

✚ Cocimiento

Ingredientes

- cola de caballo 30 g
- aloe vera 20 ml

Preparación

1. Cocer los ingredientes durante 5 minutos en 1 litro de agua y filtrar (colar).
2. Lavar 3 veces al día con cocimiento de cola de caballo.
3. Lavar con jugo o pulpa de aloe vera 2 veces al día mañana y noche.

✚ Crema fungicida

Ingredientes para la infusión

- cola de caballo (h.) 1 cdta.
- laurel (h.) 1 cdta.
- manzanilla (fl.) 1 cdta.
- caléndula (fl.) 1 cdta.
- escaramujo (fr.) 1 cdta.
- oleo vera (jugo) 100 ml

Ingredientes para la crema

- cera Lanette 23 g

- aceites de:
  - argán 30 g
  - caléndula 40 g
  - rosa mosqueta 30 g
- aceites esenciales de:
  - romero 18 got.
  - cedro 12 got.
  - árbol de té 14 got.

Preparación

1. Infusionar las plantas, filtrarlas bien y con el agua de la infusión hacer la preparación de la crema.
2. Hervir en 0,2 litros de agua durante 3 minutos las hojas de laurel bien desmenuzadas y el escaramujo machacado.
3. A continuación, añadir la cola de caballo, la manzanilla y la caléndula desmenuzadas.
4. Apagar el fuego y dejar reposar 9 minutos.
5. Filtrar bien y dejar templar.
6. Añadir el jugo de aloe vera.
7. Aparte, calentar al baño maría los aceites de argán, caléndula y rosa mosqueta.
8. Diluir la cera en los aceites.
9. Una vez diluida, se aparta del fuego y se deja templar.
10. Se mezclan la infusión y los aceites a temperatura semejante, a no más de 2 o 3 grados de diferencia.
11. Batir fuerte y de forma prolongada.
12. Añadir los aceites esenciales de árbol de té, romero y cedro.
13. Batir para mezclar bien y envasar. Aplicar en la zona afectada.

Hongos en uñas

Ver la «Crema fungicida» para hongos en la página 35.

> ### ⊹ Cocimiento concentrado para paños
>
> Ingredientes
> - cola de caballo 10 g
> - manzanilla 10 g
> - laurel 10 g
>
> Preparación
> 1. Hervir los ingredientes en 2 litros de agua durante 14 minutos.
> 2. Colar y poner en barreño pequeño.
> 3. Sumergir pies o manos durante 18 minutos antes de acostarse.

La eficacia se potencia si después del baño aplicamos la crema fungicida descrita en la zona afectada.

Verrugas

Cubrir completamente la verruga con látex fresco de celidonia o de euphorbia 3 veces al día durante 15 días.

Si no se ha caído, aplicar durante 7 días más tintura de propóleo.

Precaución: el látex (leche) puede irritar la piel alrededor de la verruga.

Callos

Realizar un baño de pies en el agua de cocimiento de cola de caballo y laurel.

Después, aplicar látex fresco de celidonia o aceite esencial de clavo y cubrir con una rodaja fina de ajo.

Poner un apósito y dejar actuar un tiempo prolongado.

✚ Cocimiento

Ingredientes

- vinagre de vino 1 l
- artemisa 10 g
- salvia 10 g

Preparación

1. Hervir las plantas secas y desmenuzadas en 1 litro de vinagre de vino durante 9 minutos.
2. Colar y aplicar a modo de loción por todo el cabello y el cuero cabelludo.
3. Cubrir con un gorro de plástico y dejar actuar por la noche.
4. Lavar el pelo por la mañana.
5. Repetir la operación durante varios días. El vinagre se conserva para posteriores aplicaciones.

✚ Vinagre antipiojos

Ingredientes

- tanaceto (fl.) 5 g
- salvia (h. y fl.) 10 g
- artemisa (h. y fl.) 10 g
- ajenjo (h.) 5 g
- eucalipto (h.) 5 g
- vinagre de vino 1 l
- aceites esenciales de:
  - geranio 8 got.
  - espliego 12 got.
  - salvia 14 got.
  - romero 12 got.
  - árbol de té 9 got.

Preparación

1. Hervir las plantas secas y bien desmenuzadas en el vinagre durante 9 minutos.
2. Una vez hervido, filtrar el vinagre y añadir los aceites esenciales.
3. Dejar 24 horas y aplicar por todo el cuero cabelludo desde las raíces. Se recomienda dejarlo una noche, cubriéndose con un gorro, y después un lavado normal, con champú neutro.

Causas internas

Son afecciones causadas por un déficit o alteración interna, hepático-nerviosa, renal o inmunológica:

- dermatosis
- eccemas
- psoriasis
- líquenes (psicosis dérmica)
- celulitis
- alopecia

Dermatosis

a. Dermatosis grasas (seborreas)

- Hay que hacer lavados y compresas con:
  - rosas (agua destilada)
  - azahar (agua destilada)
  - hamamelis (agua destilada)
  - aloe vera (jugo puro)

b. Dermatosis secas

Aplicar la pomada dérmica de la página 30.

Eccemas, psoriasis y líquenes

1. Aplicar gel de aloe vera y unas gotas de propóleo por toda la superficie afectada.
2. Cubrir después con la pomada dérmica de la página 30.

✚ Cremas (psoriasis y líquenes)

Ingredientes

- aloe vera (jugo) 100 g
- llantén (inf.) 40 g
- rosas (a. d.) 70 g
- romero (inf.) 40 g
- aceites de:
  - celidonia 20 g
  - ortiga 20 g
  - laurel 15 g
  - consuelda 15 g

- hipérico 20 g
- caléndula 20 g
- propóleo TM 20 g
- cera Lanette o lavada 20 g
- aceites esenciales de:
  - árbol de té 10 got
  - caléndula 10 got
  - albahaca 10 got

Preparación

1. Infusionar 1 cucharadita de llantén y el romero con 0,1 litros de agua hirviendo y dejar reposar 9 minutos.
2. Después de filtrar, apartar 80 g de la infusión.
3. Mezclar estos 80 g de infusión con el jugo de aloe y el agua de rosas.
4. En un recipiente aparte poner a calentar al baño maría los aceites elegidos y diluir la cera completamente.
5. Apartar del fuego, esperar a que se temple y añadir el propóleo.
6. A temperatura similar mezlcar el aloe vera, la infusión y el agua de rosas y batir hasta conseguir una consistencia cremosa.
7. Antes de envasar añadir aceites esenciales de árbol de té, caléndula o albahaca.

Para completar el tratamiento, es muy conveniente tomar 3 veces al día antes de las comidas la siguiente infusión:

✚ Infusión hepatodepurativa

Ingredientes

- cardo mariano (fr.) 10 g
- ortiga (h.) 25 g
- cola de caballo (pl.) 20 g
- diente de león (pl.) 15 g
- abedul (c.) 10 g
- manzanilla (fl.) 10 g
- romero (s. fl.) 10 g

Preparación

- Mezclar bien todas las plantas.
- En 1 litro de agua hirviendo, añadir 4 cucharadas de la mezcla.
- Escaldar y dejar reposar 9 minutos.
- Tomar 1 taza 3 veces al día antes de las comidas durante 5 semanas.
- Se puede endulzar un poco con miel, sirope o azúcar integral.

⊗ Celulitis

Para esta afección lo ideal es el tratamiento combinado interno-externo.

Uso interno

✚ Infusión

Ingredientes

- castaño de Indias 40 g
- pie de león 40 g
- cola de caballo 40 g
- caléndula 40 g
- ortiga 40 g

Preparación

1. Mezclar 5 cucharadas de cada planta, bien desmenuzada, con 1 litro de agua hirviendo. Escaldar y dejar reposar 8 o 9 minutos.
2. Tomar 3 tazas al día antes de las comidas.
3. El tratamiento debe hacerse durante 6 semanas (42 días).
4. Se puede conservar en un termo o en el frigorífico. Si se conserva en frío, es conveniente calentar un poco la infusión antes de tomarla.

Uso externo:

✚ Bálsamo

Ingredientes

- oleatos de:
  - hiedra (h) 40 g
  - caléndula 40 g
  - milenrama 40 g
  - romero 40 g
  - salvia 40 g
- cera 20 g
- aceites esenciales de:
  - enebro 8 got.
  - manzanilla 8 got.
  - lavanda 12 got.

Preparación

1. Calentar los oleatos al baño maría, a fuego lento-medio.
2. Diluir la cera totalmente.
3. Apartar del fuego.
4. Templar, luego añadir los aceites esenciales.
5. Mezclar bien y envasar.
6. Aplicar 2 veces al día sobre la zona afectada (mañana y noche).

Alopecia y caída de cabello

Uso interno

✚ Infusión

Ingredientes

- ajenjo 30 g
- romero 40 g
- artemisa 30 g

Preparación

1. Mezclar 3 cucharada bien desmenuzadas de cada hierba en 1 litro de agua hirviendo, escaldar y dejar reposar 9 minutos.
2. Tomar 2 tazas al día (mañana y noche) en ayunas, durante 9 días. Descansar 9 días y volver a tomar otros 9 días.

✚ Loción capilar

Ingredientes

- olmo (c.) 25 g
- milenrama (fl.) 10 g
- cola de caballo (h.) 10 g
- romero (h. y fl.) 20 g
- salvia (s. fl.) 10 g
- quina (c.) 20 g
- tomillo (h. y fl.) 5 g
- alcohol 90° 0,05 l
- aceites esenciales de:
  - cedro 25 got
  - ilang ilang 10 got
  - romero 20 got

Preparación

1. Desmenuzar las plantas y mezclar.
2. Añadir 5 cucharadas (25 g) en 1 litro de agua.
3. Hervir 9 minutos y dejar reposar otros 9 minutos.
4. En 0,05 l de alcohol diluir las gotas de aceites esenciales y dinamizar un poco.
5. Mezclar con el agua de cocimiento y dejar 3 días en reposo.
6. Aplicar por la noche con las yemas de los dedos mediante presión y masaje suave por todo el cuero cabelludo y cubrir la cabeza con un gorro de plástico. Dejar actuar toda la noche.
7. Por la mañana lavar con champú neutro.
8. Aplicar 2 veces al día sobre la zona afectada (mañana y noche), durante 4 semanas.

Cáncer de piel (melanoma)

En todos los tratamientos oncológicos es importante tomar desde el principio reforzadores del sistema inmunológico (defensas) y protectores, reforzadores y depuradores del hígado, de la sangre y del riñón.

✚ Pomada oncológica

Ingredientes

- oleatos de:
  - caléndula (h.) 60 g
  - hipérico (s. fl.) 40 g
  - celidonia (h. y fl.) 40 g
  - romero (h. y fl.) 50 g
- muérdago (bayas) 60 g
- muérdago (h.) 50 g
- manzanilla (fl.) 50 g
- aloe vera en gel 50 g
- cera virgen 80 g

Preparación

1. Calentar los aceites al baño maría y fuego medio.
2. Diluir (disolver) la cera en caliente en la mezcla de aceites.
3. Apartar del fuego, añadir el gel de aloe vera, batir la mezcla y envasar.

Es muy recomendable aplicar sobre la zona a tratar pulpa de aloe vera con unas gotas de aceite de caléndula tres veces al día.

❈ Estrías y grietas

Ver la sección «Área reproductora femenina», en la página 90-94.

❈ Lupus

Plantas útiles

- equinácea (r.)
- llantén (h. y fl.)
- milenrama (fl.)
- saúco (c.)
- cola de caballo (pl.)
- ortiga (h.)
- vinca (h. y fl.)
- muérdago (h.)

✚ Infusión

Ingredientes

- saúco 25 g
- milenrama 50 g
- cola de caballo 60 g
- ortiga 40 g
- vinca 25 g

Preparación

1. Mezclar bien las plantas y escaldar 3 cucharadas en 1 litro de agua hirviendo y dejar reposar durante 9 minutos.
2. Colar. Tomar 3 tazas al día en ayunas.

Área
conjuntiva

El esqueleto

Incluye:

A. Huesos y tejidos conjuntivos
- ligamentos
- cartílagos y tendones
- uñas

B. Articulaciones

Inflamaciones

- golpes
- torceduras
- otras

Uso interno

Infusión

Ingredientes

- vara de oro (s. fl.) 30 g
- abedul (c.) 40 g
- milenrama (fl.) 20 g
- caléndula (fl.) 40 g
- pino (yemas) 30 g
- salicaria (h. y fl.) 20 g
- sauce blanco (c.) 20 g

Preparación

1. Mezclar bien las plantas secas y desmenuzadas (4 cucharadas soperas).
2. Escaldar con 1 litro de agua hirviendo.
3. Dejar reposar durante 14 minutos.
4. Tomar 3 tazas al día y endulzar al gusto. Se puede conservar en frigorífico varios días.

✚ Cataplasma/emplasto

Ingredientes

- vara de oro (s. fl.) 30 g
- abedul (c.) 40 g
- milenrama (fl.) 20 g
- caléndula (fl.) 40 g

- pino (yemas) 30 g
- salicaria (h. y fl.) 20 g
- sauce blanco (c.) 20 g

Preparación

1. Poner a hervir durante 14 minutos 1 puñado de la mezcla en 0,5 litros de agua.
2. Apagar el fuego y dejar reposar 9 minutos.
3. Retirar el agua y batir hasta conseguir una pasta espesa. Si es necesario se añade un poco de harina de fenogreco (alholvas) o arcilla.
4. Poner la papilla entre dos gasas, aplicar sobre la zona, sujetar y dejar actuar de forma prolongada (1 noche).
5. Al agua del cocimiento le añadimos 0,2 litros de agua caliente y bebemos unas dos o tres tazas al día. Se puede reutilizar el emplasto calentándolo al vapor o con la plancha.

✚ Pomada antiinflamatoria

Ingredientes

- aceites de
  - caléndula (fl.) 40 g
  - árnica (h. y fl.) 25 g
  - romero (h.) 30 g
  - hipérico (s. fl.) 35 g
  - cáñamo (s. fl.) 30 g
  - malva (fl.) 20 g

  - aliso (c.) 20 g
  - cera virgen 40 g
- aceites esenciales de:
  - cedro 7 got.
  - abedul 10 got.
  - orégano 8 got.

Preparación

1. Calentar los aceites al baño maría y fuego lento.
2. Diluir la cera y sacar del fuego.
3. Añadir los aceites esenciales.
4. Batir y envasar.
5. Aplicar una capa espesa sobre toda la parte afectada y cubrir con una gasa.

Plantas útiles

- alfalfa (s.)
- cola de caballo (h.)
- grama (r.)
- ortiga (h.)
- nogal (h.)

Baño general

✚ Cocimiento

Ingredientes

- cola de caballo (h.) 50 g
- ortiga (h.) 20 g
- nogal (h.) 30 g

Preparación

1. Hervir las plantas en 5 litros de agua durante 14 minutos.
2. Colar y añadir el agua del cocimiento al agua del baño.
3. Permanecer en el baño 15 minutos.
4. Secarse bien y abrigarse.

✚ Infusión

Ingredientes

- ortiga (r.) 35 g
- alfalfa (s.) 60 g
- cola de caballo (pl.) 50 g
- cebada (s.) 20 g
- grama (r.) 30 g

Preparación

1. Primero mezlcar bien las plantas y luego hervir durante 5 minutos 5 cucharadas de la mezcla.
2. Apagar el fuego y dejar reposar 9 minutos.
3. Colar y tomar 3 o 4 tacitas al día.

✚ Infusión

Ingredientes

- consuelda (r.) 40 g
- caléndula (fl.) 40 g
- cola de caballo (pl.) 40 g
- milenrama (fl.) 40 g
- ortiga (h.) 40 g

Preparación

1. Desmenuzar bien las plantas y luego mezclarlas.
2. Escaldar en 1 litro de agua hirviendo 4 cucharadas de la mezcla.
3. Reposar 9 minutos.
4. Colar y tomar 3 tazas al día en ayunas.

✚ Pomada

Ingredientes

- oleatos de:
  - consuelda 40 g
  - hipérico 30 g
  - romero 20 g
  - árnica 30 g
  - harpagofito 20 g
  - ortiga 20 g
  - caléndula 40 g
  - cera virgen 40 g
- aceites esenciales de:
  - tomillo 5 got.
  - caléndula 5 got.
  - árnica 5 got.
- tintura de propóleo 20 got.

Preparación

1. Calentar los oleatos al baño maría a fuego medio.
2. Diluir la cera en pequeños trozos.
3. Sacar del baño y añadir propóleo y los aceites esenciales.
4. Envasar.
5. Aplicar de 2 a 4 veces al día.

✚ Emplasto

Ingredientes

- cola de caballo (pl.) 30 g
- llantén (h.) 30 g
- milenrama (fl.) 30 g
- reishi (polvo) 20 g
- romero (h. y fl.) 30 g
- caléndula (fl.) 30 g
- consuelda (r.) 30 g
- aloe vera (con piel) 100 g
- tintura de propóleo 20 got.

Preparación

1. Desmenuzar bien las plantas, salvo el aleo vera, y mezclar.
2. Hervir 18 minutos 5 cucharadas en 1 litro de agua a fuego medio (con el recipiente tapado).
3. Añadir el aloe vera batido con piel y el propóleo.
4. Batir bien hasta obtener una buena densidad (si es preciso, añadir polvo de cúrcuma).
5. Poner la pasta entre 2 gasas y aplicar.
6. Sujetar y dejar actuar.
7. El mismo emplasto puede servir para una segunda aplicación. Basta con calentarlo al vapor o con plancha.

Pomada

Ingredientes

- oleatos de:
  - llantén 20 g
  - romero 30 g
  - caléndula 30 g
  - hipérico 20 g
  - consuelda 30 g
  - muérdago* (fr.) 40 g
  - cáñamo 30 g
- aloe vera (gel) 50 g
- cera virgen 50 g
- tintura de propóleo 25 got.
- aceites esenciales de:
  - eucalipto 7 got.
  - cedro 7 got.
  - maravilla 7 got.

* Atención: no ingerir los frutos del muérdago.

Preparación

1. Calentar los oleatos al baño maría.
2. Disolver la cera.
3. Secar del baño y mezclar con el gel de aloe y el propóleo.
4. Batir bien con los aceites esenciales y envasar.

Colocar con frecuencia lonchas de pulpa de aloe sobre la zona afectada. Dejarlos actuar más de 1 hora. ¡Da muy buenos resultados!

Espina dorsal y médula

Para muchas afecciones de la columna vertebral utilizar externamente:

- pomada antiinflamatoria (ver página 47).
- pomada para fracturas (ver página 49).

En las lesiones de espina que afecten a la médula, resultan muy útiles las friegas con aceite de la raíz de peonía 3 o 4 veces al día.

✚ Aceite

Ingredientes

- peonía (r) 10 g
- aceite de oliva

Preparación

1. Cepillar y lavar bien las raíces de peonía.
2. Cortar en pequeños fragmentos.
3. Poner en un tarro de boca grande, llenando algo más de la mitad del frasco.
4. Rellenar con aceite de oliva hasta arriba, dejando un dedo de aire.
5. Poner a calentar al baño maría, a fuego lento, durante 45 minutos.
6. Apagar el fuego y dejar reposar 24 horas.
7. Pasado el tiempo, de nuevo calentar 45 minutos y dejar reposar.
8. Realizar esta operación 5 veces.
9. Filtrar bien y envasar.
10. Aplicar mediante friegas suaves a lo largo de la columna.

⊗ Ciática

Uso interno

✚ Infusión

Ingredientes

- ortiga (h.) 35 g
- ulmaria (h. y fl.) 30 g
- romero (h.) 25 g
- pasiflora (h.) 35 g
- sauce (c.) 30 g
- agrimonia (h. y fl.) 20 g
- verbena (h. y fl.) 25 g

Preparación

1. Mezclar las plantas secas bien desmenuzadas.
2. Escaldar 3 cucharadas bien colmadas con 1 litro de agua hirviendo.
3. Dejar reposar 12 minutos y filtrar.
4. Tomar 3 tazas al día en ayunas y endulzar al gusto.

⊹ Friegas de aceite

Ingredientes

- aceites de
  - romero 20 g
  - hipérico 20 g
  - tomillo 20 g
  - eucalipto 20 g
- árnica 20 g
- aceites esenciales de:
  - gaultheria 8 got
  - romero 8 got
  - salvia 8 got

Preparación

1. Mezclar los aceites
2. Añadir los aceites esenciales y batir.
3. Aplicar en fricción o masaje de 2 a 3 veces al día no menos de 10 o 12 minutos.

⊗ Articulaciones

Para calmar el dolor

⊹ Infusión

Ingredientes:

- pasiflora (h.) 20 g
- sauce (c.) 30 g
- jara (h.) 20 g
- melisa (h.) 30 g
- cúrcuma (r.) 20 g
- caléndula (fl.) 40 g
- lúpulo (fr.) 20 g
- propóleo 5 got
- lavanda (fl.) 20 g

Preparación

1. Mezclar las plantas secas bien desmenuzadas.
2. Escaldar 4 cucharadas en 1 litro de agua hirviendo.
3. Dejar reposar 9 minutos y colar.
4. Añadir 5 gotas de propóleo por dosis.
5. Tomar 3 tazas al día en ayunas hasta que remete el dolor.

⊹ Pomada antiinflamatoria

Ver página 47.

✚ Infusión

Ingredientes

- cúrcuma (r.) 25 g
- cola de caballo (pl.) 25 g
- ulmaria (h.) 25 g
- licopodio (h.) 25 g
- caléndula (fl.) 25 g
- ortiga (h.) 25 g

Preparación

1. Mezclar las plantas secas bien desmenuzadas.
2. Escaldar 4 cucharadas en 1 litro de agua hirviendo.
3. Reposar 12 minutos y colar.
4. Tomar 3 tazas al día antes de las comidas y endulzar al gusto. Hacer ciclos de un mes de tomas con descanso de 15 días.

Combinar con:

✚ Pomada antirreumática

Ingredientes

- oleatos de:
  - harpagofito 40 g
  - ortiga 40 g
  - consuelda 20 g
  - pino 30 g
  - romero 30 g
  - caléndula 20 g
  - manzanilla 20 g
  - cera virgen 40 g
- tintura de propóleo 18 got.
- aceites esenciales de:
  - enebro 8 got.
  - romero 8 got.
  - fresno 8 got.

Preparación

1. Calentar todos los aceites juntos al baño maría.
2. Disolver la cera virgen troceada.
3. Sacar del baño y añadir el propóleo y después los aceites esenciales. Mezclar bien y envasar.
4. Aplicar 3 o 4 veces al día.

Infusión

Ingredientes

- vara de oro (s. fl.) 40 g
- harpagofito (r.) 40 g
- saponaria (r.) 18 g
- cola de caballo (pl.) 22 g
- abedul (c. y h.) 30 g
- llmaria (h.) 25 g
- diente de león (h. y fl.) 25 g

Preparación

1. Mezclar las plantas secas bien desmenuzadas.
2. Escaldar 4 cucharadas de la mezcla en 1 litro de agua hirviendo.
3. Dejar reposar 9 minutos.
4. Tomar 3 tazas al día antes de las comidas durante periodos de 4 semanas, dejando 2 semanas de descanso, y repetir el proceso. Endulzar al gusto, con miel o azúcar integral.

Otras plantas benefactoras para los problemas articulares

- sauce (c.)
- ortiga (h.)
- consuelda (h.)
- celidonia (s. f.)
- pino (y.)
- zarzaparrilla (h.)
- enebro (fr.)
- maíz (est.)
- fresno (h. y c.)
- manzanilla
- licopodio

Los baños de asiento tomados cada dos días con el cocimiento de varias de estas plantas ayudan a una mejor recuperación.

Pomada

Ver «Pomada antirreumática» en la página 54.

Emplasto

Ingredientes

- pino (yemas) 1 cda.
- ortiga (h.) 1 cda.
- enebro (fr.) 1 cda.
- maíz (est.) 1 cda.
- fresno (h.) 1 cda.

Preparación

1. Poner una cucharada de cada una de las plantas secas bien desmenuzadas en agua.
2. Hervir los frutos del enebro durante 3 minutos y después añadir las demás plantas y hervir 9 minutos más.
3. Colar las plantas y batirlas hasta conseguir una consistencia de pasta. Si fuera necesario para espesar un poco más, añadir harina de avena o arcilla.
4. Colocar la pasta entre dos gasas o tela limpia y aplicar sujetando (vendando). Dejar que actúe más o menos 1 hora o toda la noche. El emplasto puede colocarse de forma continuada siempre que exista inflamación o dolor.
5. El mismo emplasto se puede utilizar una segunda vez. Basta con calentarlo al vapor o con plancha.

Apósito

Envolver la zona afectada con una hoja de col rizada o de repollo caliente. Sujetar y mantener entre media hora y 1 hora.

Ligamentos y tendones

En las afecciones de estos tejidos conjuntivos se utilizarán las mismas plantas y preparaciones que hemos visto para los problemas articulares y, en su caso, la pomada de fracturas.

✚ Friegas

Ingredientes

- orégano (ac. es.) 8 got.
- tomillo (ac. es.) 5 got.
- aceite de girasol 0,1 l

Preparación

1. Diluir las gotas de orégano y tomillo en un poco de aceite de girasol.
2. Aplicar con las yemas de los dedos mediante friegas suaves sobre la zona dolorida varias veces al día hasta que desaparezca el dolor.

✚ Alcoholato. Friegas

Ingredientes

- ulmaria 30 g
- tomillo 30 g
- romero 15 g
- alcohol 96° 250 ml

Preparación

1. Poner a macerar las plantas en el alcohol de 96 grados durante 9 días.
2. Filtrar y exprimir.
3. Se aplica mediante friegas suaves sobre la superficie dolorida, varias veces al día, hasta que desaparezca el dolor.

✚ Infusión

Ingredientes

- serpol (s. fl.) 10 g
- pie de león (h. y fl.) 10 g
- salvia (h. y fl.) 10 g
- arándano (h.) 10 g
- hipérico (s. fl.) 10 g
- milenrama (fl.) 10 g
- ginkgo B. (t. m.) 18 got.
- propóleo (t. m.) 9 got.
- aloe vera (jugo) 0,03 l

Preparación

1. Infusionar 1 cucharada de cada una de las plantas en 1,25 litros de agua.
2. Dejar reposar 9 minutos.
3. Colar.
4. Añadir las tinturas del ginkgo y de propóleo.
5. Tomar 3 tazas al día en ayunas durante 3 meses. Descansar después de 20 días y repetir. Tomarlo un mínimo de 4 ciclos.
6. En las tomas de mañana y noche añadir a la infusión 0,03 litros de jugo puro de aloe vera.

✚ Aceite para friegas y masajes

Ingredientes

- oleatos de:
  - serpol 30 g
  - manzanilla 20 g
  - hipérico 20 g
  - peonía 30 g
- tintura de propóleo 9 got.
- aceites esenciales de:
  - serpol 5 got.
  - salvia 5 got.

Preparación

1. Mezclar los aceites.
2. Añadir las gotas de propóleo y de aceites esenciales.
3. Mover bien y dejar reposar unos minutos.
4. Aplicar en friegas o masaje suave en cuello y hombros, articulaciones, muñecas, rodillas, etc., y por toda la columna vertebral 2 o 3 veces al día. Debe aplicarse un tiempo prolongado, nunca menor a tres meses.

✚ Baño de asiento

Ingredientes
- peonía (r.) 30 g

Preparación
1. Hervir la peonía 9 minutos en 2 litros de agua y dejar reposar 18 minutos más.
2. Colar.
3. Poner en un barreño mediano y sumergir de 14 a 18 minutos la parte inferior del tronco.
4. Realizar el baño 5 días a la semana.

✚ Alcoholato

Ingredientes
- peonía (r.) 20 g
- hipérico (s. fl.) 20 g
- consuelda (r.) 20 g
- manzanilla (fl.) 20 g
- milenrama (fl.) 20 g
- alcohol 96° grados 300 ml

Preparación
1. Poner a macerar las plantas juntas en el alcohol durante 9 días.
2. Después filtrar y exprimir.
3. Aplicar mediante friegas en columna, articulaciones y cadera.
4. Para evitar irritación o sequedad de la piel, a la hora de aplicar añadir unas gotas de cualquier aceite vegetal.

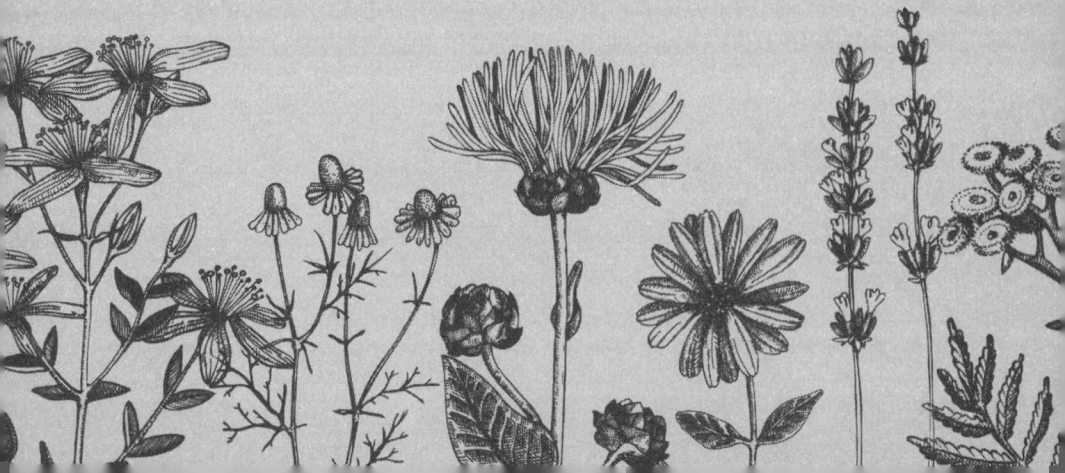

Área inmunológica

Defensas

Plantas reforzadoras de las defensas

- llantén (h.)
- equinácea (r.)
- cúrcuma (r.)
- jengibre (r.)
- uña de gato (c.)
- ginkgo B. (h.)
- ajo negro (fr.)
- saúco (fr.)
- regaliz (r.)
- ginseng R. (r.)
- vara de oro (s. fl.)
- tomillo (s. fl.)
- orégano (h. y fl.)
- bardana (r.)
- visco (pl.)
- propóleo

✚ Infusión

Ingredientes

- equinácea 10 g
- cúrcuma 10 g
- saúco 10 g
- tomillo 10 g
- jengibre 10 g
- bardana 10 g
- orégano 10 g
- propóleo 9 got.
- aloe vera 0,03 l

Preparación

1. Hervir en 1 litro de agua 1 cucharada sopera de jengibre, bardana, equinácea y cúrcuma durante 5 minutos.
2. Apagar el fuego y añadir el resto de las plantas.
3. Dejar reposar 9 minutos.
4. Colar bien.
5. Añadir el propóleo.
6. Tomar 3 tazas al día en ayunas y añadir 0,03 litros del jugo puro de aloe vera diluido en la infusión.

Descubre en la naturaleza la mejor medicina

✚ Elixir defensas

Ingredientes

- llantén (h. pulverizada) 25 g
- equinácea (r. pulverizada) 30 g
- genciana (r. pulverizada) 20 g
- saúco (c. pulverizada) 30 g
- regaliz (r. pulverizada) 25 g
- alcohol 50° 0,1 l
- tintura de propóleo varias gotas

Preparación

1. Poner cada planta desmenuzada en un tarrito y cubrir con el alcohol o aguardiente de buena calidad. Etiquetar.
2. Dejar macerar todas las plantas 14 días.
3. Filtrar y exprimir.
4. Envasar en frascos color ámbar con cuentagotas de 0,125 litros.
5. Etiquetar con el nombre de la planta.
6. En un frasco semejante de 0,125 litros poner 0,025 litros de cada una de las tinturas y agitar.
7. Tomar 9 gotas del elixir 3 veces al día, diluidas en agua, zumo o infusión.
8. Añadir 3 gotas de tintura de propóleo cada vez.

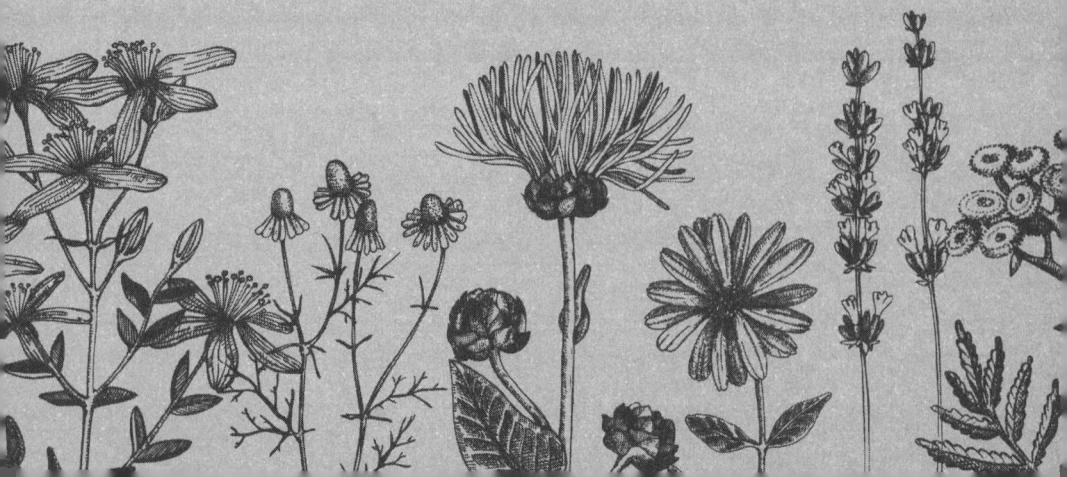

Área
linfática

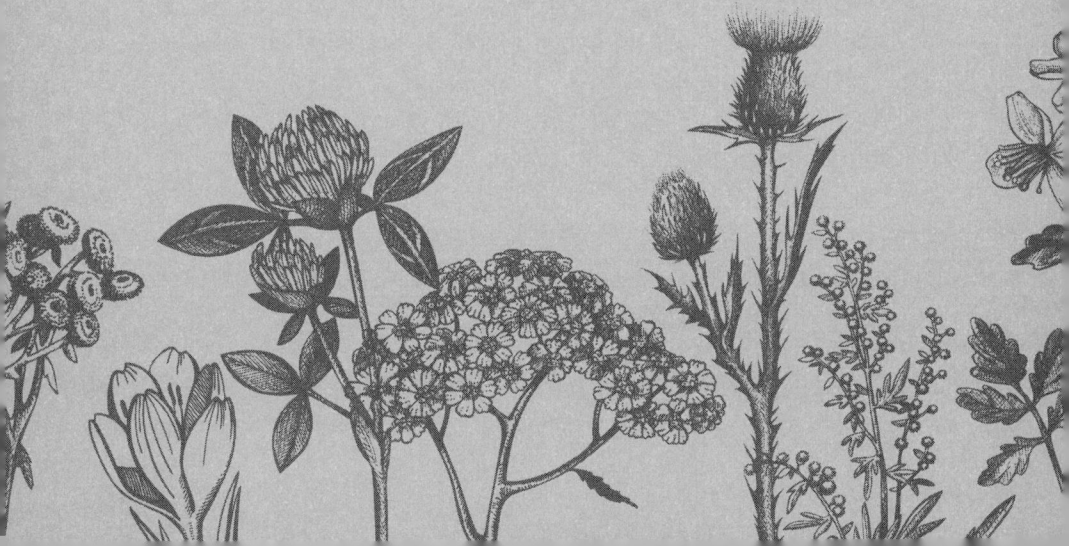

Inflamación de ganglios

✚ Infusión

Ingredientes

- galio (h. y fl.) 1 cda.
- caléndula (fl.) 1 cda.
- malva (fl.) 1 cda.
- mejorana (s. fl.) 1 cda.
- hipérico (s. fl.) 1 cda.

Preparación

1. Poner en un recipiente adecuado 1 cucharada de cada planta seca sin desmenuzada.
2. Escaldar con 1,25 litros de agua hirviendo.
3. Dejar reposar 9 minutos.
4. Tomar 3 tazas al día antes de las comidas, endulzar al gusto.

Cáncer

✚ Bálsamo

Ingredientes

- aceites de:
  - hipérico 30 g
  - caléndula 20 g
  - mejorana 20 g
  - salvia 15 g
  - malva 15 g
- cera virgen 12 g
- tintura de propóleo 9 got.
- aceite esencial de mejorana 7 got.

Preparación

1. Calentar los aceites al baño maría a fuego medio.
2. Diluir en caliente la cera virgen en su totalidad.
3. Sacar del baño maría y añadir el propóleo y el aceite esencial.
4. Envasar y conservar en frío.
5. Aplicar 3 o 4 veces al día en la zona afectada, directamente o en forma de apósito.

✚ Pomada

Ver «Pomada oncológica» en la página 43.

De los pies
a la cabeza

A continuación, el desarrollo de las siguientes áreas y sus correspondientes órganos se expondrá de abajo arriba, es decir «de pies a cabeza».

Pies y manos

✂ Cansados y fríos

✚ Pediluvio

Ingredientes
- romero 10 g
- tomillo 10 g
- artemisa 10 g

Elaboración:
1. Hervir durante 9 minutos y dejar reposar 5 minutos en 2 litros de agua.
2. Filtrar y poner en un barreño pequeño.
3. Baño de 14 minutos. También podemos hacer friegas con alcohol de romero.

✂ Secos

✚ Bálsamo

Ingredientes
- manzanilla (ac. es.) 10 got.
- limón (ac. es.) 8 got.
- citronela (ac. es.) 5 got.
- vaselina vegetal 100 g

Preparación
1. Poner a calentar al baño maría la vaselina vegetal.
2. Cuando esté caliente y líquida se añaden los aceites esenciales.
3. Se retira del fuego y se deja cuajar en un envase para su posterior aplicación.

Baños (pediluvio)

Ingredientes:

- vinagre 0,1 l
- sal 10 g
- aloe vera 0,05 l
- propóleo 7 got.

Preparación

1. En un barreño pequeño, con agua fría para cubrir los pies hasta el tobillo, poner un puñadito de sal y un chorro de vinagre de vino.
2. Dejar los pies en remojo 18 minutos.
3. Secar, aplicar una loncha de pulpa de aloe vera y dejar actuar durante 35 minutos.
4. Retirar y con tijera de punta fina, cortar un pedacito de la piel.
5. Colocar de nuevo el apósito de aloe, impregnado en 2 o 3 gotitas de propóleo.
6. Cubrir y sujetar, mantener de forma prolongada.
7. Retirar el apósito y dejar al aire.
8. A las 24 horas, realizar de nuevo el proceso desde el punto 5.

Sabañones y grietas

Baños locales

Ingredientes

- cola de caballo (h.) 25 g
- nogal (h.) 35 g
- cálamo (r.) 70 g

Preparación

1. Poner en remojo 70 g de cálamo en 2,5 litros de agua durante 12 horas.
2. Calentar el agua hasta ebullición, apagar el fuego y dejar reposar 3 minutos.
3. Filtrar.
4. Aparte, se hará una infusión concentrada de equiseto y nogal.
5. Poner 3 cucharadas de cada planta en 0,5 litros de agua hirviendo.
6. Escaldar y dejar reposar 9 minutos.

7. Filtrar, añadir al agua del cálamo y dejar enfriar.
8. Bañar la parte afectada durante 18 minutos.

✚ Pomada

Ingredientes

- caléndula (aceite) 50 g
- malva (aceite) 20 g
- manzanilla (aceite) 30 g
- cera virgen 18 g
- tintura de propóleo 10 got.

Preparación

1. Calentar los aceites al baño maría.
2. Diluir la cera en caliente.
3. Sacar del baño maría.
4. Añadir el propóleo.
5. Aplicar bien por toda la parte afectada y cubrir. La eficacia de la pomada mejora aplicada después del baño.

Sudoración excesiva

✚ Baños

Ingredientes

- ciprés (h.) 2 cdas
- cola de caballo (pl.) 3 cdas
- encina (c.) 2 cdas
- nogal (h.) 2 cdas

Preparación

1. Hervir las plantas en 2,5 litros de agua durante 9 minutos y dejar reposar otros 9 minutos.
2. Filtrar o colar.
3. Bañar pies o manos 20 minutos y secar bien por las noches, antes de acostarse, durante dos semanas.

Uñas

Fragilidad

✚ Baño 1

Ingredientes

- cola de caballo 10 g

Preparación

1. Hervir 1 puñado de planta en 1 litro de agua durante 5 minutos y dejar reposar 5 minutos.
2. Filtrar y colar.
3. Bañar los dedos durante 18 minutos.
4. Realizar la operación 5 días a la semana durante 4 semanas.

✚ Baño 2

Ingredientes

- malva (fl. y h.) 35 g
- malvavisco (r.) 15 g

Preparación

1. Dejar las plantas en remojo en agua fría durante 24 horas.
2. Calentar hasta punto de ebullición en 1 litro de agua.
3. Colar.
4. Bañar los dedos durante 18 minutos antes de acostarse.

Oniquia (hongos en las uñas)

✚ Pomada

Ver «Crema fungicida» en la página 35.

✚ Baños

Ingredientes

- cola de caballo 20 g
- milenrama 10 g
- laurel 20 g

Preparación

1. Hervir las plantas en 1 litro de agua durante 9 minutos.
2. Bañar los dedos durante 18 minutos todos los días durante 4 semanas.

Piernas

✂ Varices

✚ Baños alternos (frío/caliente)

Ingredientes

- cola de caballo 20 g
- milenrama 20 g
- romero 20 g
- caléndula 20 g

Preparación

1. Hervir 2 litros de agua 7 minutos y dejar reposar otros 7.
2. Colar y colocar en un barreño pequeño.
3. En otro barreño igual, poner 2 litros de agua fría (lo más fría que se pueda soportar).
4. Sumergir los pies en el agua fría durante 5 segundos.
5. A continuación (sin pausa), los sumergimos en la caliente durante 5 minutos.
6. Realizar la operación 3 veces.
7. Secar y abrigar los pies.
8. Repetir cada 2 días durante 4 semanas.
9. El agua del cocimiento puede emplearse varias veces; conservar en frío y calentar antes del baño.

✚ Friegas

Ingredientes

- ortiga 1 cda.
- milenrama 1 cda.
- caléndula 1 cda.
- romero (ac. es.) 5 got.

Preparación

1. Hervir las tres plantas en 0,5 litros de agua durante 5 minutos y dejar reposar otros 5 minutos más.
2. Colar.
3. Aplicar en friegas o compresas.
4. Con las manos mojadas con el aceite de romero, pasar suavemente por toda la zona afectada.

✚ Baño de asiento

Ingredientes

- consuelda 40 g
- caléndula 30 g
- milenrama 30 g

Preparación

1. Hervir en 3 litros de agua la consuelda durante 5 minutos. Añadir la caléndula y la milenrama y dejar hervir otros 5 minutos más.
2. Apagar el fuego y dejar reposar 5 minutos.
3. Poner el agua en un barreño y sumergir la parte inferior del tronco durante 18 minutos.

✚ Crema antivarices

Ingredientes

- aloe vera (jugo) 60 g
- milenrama (fl.) inf. 70 g
- caléndula (fl.) inf. 70 g
- vinca M. (h.) inf. 70 g
- oleatos de:
  - romero 20 g
- rosa mosqueta 20 g
- caléndula 20 g
- cera lavada o Lanette 12 g
- aceites esenciales de:
  - lavanda 8 got
  - ciprés 14 got

Preparación

1. Hervir 0,25 litros de agua y escaldar en ella una cucharadita de cada una de las plantas, muy desmenuzadas.
2. Dejar reposar la infusión 7 minutos y colar.
3. Apartar 70 ml del agua de la infusión y juntar con el aloe cuando esté templada. El resto de la infusión se puede guardar en frío para usar en otro momento.
4. En un recipiente aparte, calentar los aceites al baño maría y diluir la cera.
5. A temperatura semejante, entre 35 y 40 grados, unir los aceites y la infusión con aloe y batir de nuevo para mezclar.
6. Aplicar sobre las zonas afectadas 2 a 3 veces al día.

Úlceras varicosas

✚ Apósito de aloe vera

Ingredientes

- aloe vera
- propóleo 3 got.

Preparación

1. Colocar lonchas de pulpa de aloe con 2 o 3 gotas de propóleo sobre las úlceras.
2. Dejar actuar de forma prolongada.

✚ Baño de asiento

Ver página 73.

✚ Emplasto

Con las plantas del cocimiento para las friegas, preparar la papilla que se pondrá entre dos gasas y se aplicará sobre úlceras. Ver página 73.

✚ Baños alternos

Ver página 72.

✚ Crema

Ver página 74.

✦ Hinchazón

✚ Pomada antiinflamatoria

Ver página 47.

✚ Baño de asiento

Ver página 72.

Infusión

Ingredientes

- cola de caballo (h.) 15 g
- brezo (h. y fl.) 5 g
- enebro (fr.) 10 g

Preparación

1. Hervir 1 litro de agua y añadir las plantas.
2. Dejar reposar 9 minutos.
3. Guardar en un termo y tomar a lo largo del día hasta que se reduzca la hinchazón.

Músculos

Aplicar según dolencia.

Pomada antiinflamatoria

Ver página 47.

Pomada de fracturas

Ver página 49.

Área reproductora

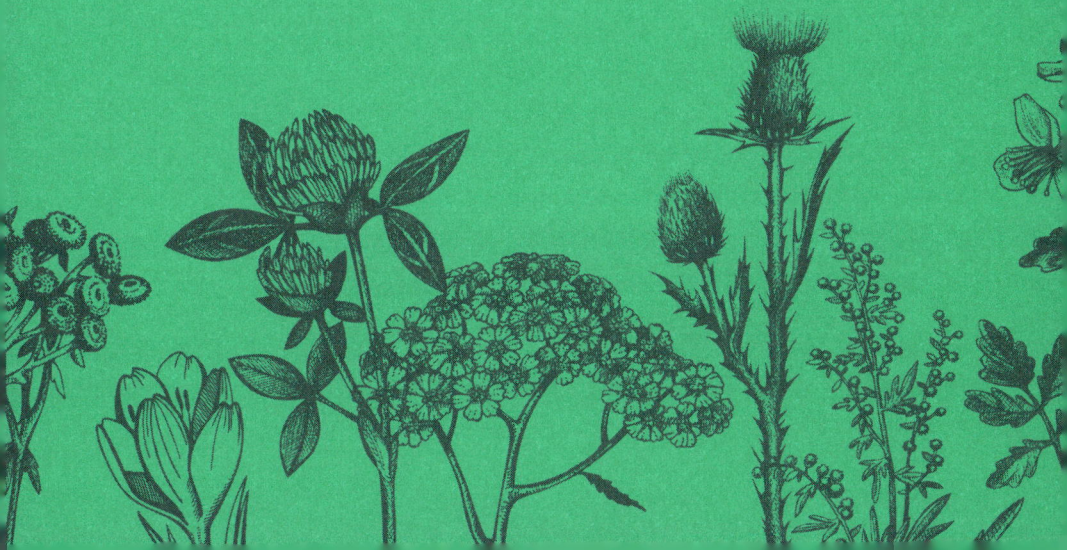

Femenina

✚ Infusión

Ingredientes

- manzanilla (fl.) 25 g
- serpol (s. fl.) 25 g
- bolsa de pastor (h. y fl.) 25 g
- pie de león (h. y fl.) 25 g
- caléndula (fl.) 25 g
- melisa (s. fl.) 25 g
- milenrama (fl.) 25 g

Preparación

1. Desmenuzar bien las plantas y mezclarlas.
2. Poner 4 cucharadas de la mezcla en 1 litro de agua hirviendo.
3. Escaldar y dejar reposar 8 minutos.
4. Colar y, si se desea, endulzar.
5. Tomar 3 tazas al día antes de las comidas desde 7 días antes del comienzo de la menstruación, incluyendo el 1.er día.
6. Suspender hasta el mes siguiente, que repetiremos el mismo proceso.

✚ Baño de asiento

Ingredientes

- peonía (r.) 35 g
- artemisa (s. fl.) 20 g
- salvia (h. y fl.) 20 g

Preparación

1. Desmenuzar bien las plantas y mezclarlas.
2. Hervir en 2 litros de agua 5 cucharadas del compuesto durante 9 minutos y dejar reposar otros 9 minutos.
3. Colar y poner en un barreño mediano.
4. Sumergir la parte inferior del tronco.
5. Realizar 1 baño al día, antes de acostarse, y empezar 7 días antes de la menstruación.

⊗ Menstruación irregular

✚ Infusión

Ingredientes
- artemisa (s. fl.) 50 g
- salvia (h. y fl.) 40 g
- caléndula (fl.) 40 g
- hamamelis (h. y fl.) 50 g
- vinca M. (h.) 30 g

Preparación
1. Desmenuzar bien las plantas y mezclarlas.
2. Poner 4 cucharadas de la mezcla en 1 litro de agua hirviendo.
3. Escaldar y dejar reposar 9 minutos.
4. Filtrar y endulzar si se desea.
5. Tomar 3 tazas al día en ayunas desde 21 días después del comienzo de la regla anterior.
6. Dejar las tomas al comenzar la nueva menstruación.
7. Período recomendado de tomas durante 6 meses.

⊗ Menstruación ausente (falta)

✚ Infusión

Ingredientes
- hierba de Santiago (h.) 40 g
- matricaria (fl.) 50 g
- salvia (h.) 60 g
- mijo (sm.) 30 g
- ruda (h.) 20 g

Preparación
1. Desmenuzar bien las plantas y mezclarlas.
2. Poner 3 cucharadas en 1 litro de agua hirviendo.
3. Dejar reposar 7 minutos.
4. Tomar 3 tazas al día hasta que baje la menstruación.

❈ Menstruación escasa

✚ Infusión

Ingredientes

- artemisa (s. fl.) 30 g
- lavanda (fl.) 30 g
- angélica (r.) 30 g
- pie de león (h. y fl.) 30 g
- manzanilla (fl.) 30 g
- milenrama (fl.) 30 g

Preparación

1. Desmenuzar bien las plantas y mezclarlas.
2. Poner 3 cucharadas en 1 litro de agua hirviendo.
3. Dejar reposar 9 minutos y filtrar.
4. Tomar 3 tazas al día antes de las comidas, desde el 7.º día anterior al comienzo de la menstruación hasta su inicio.
5. Tomar durante 6 meses.

❈ Menstruación abundante

Se entiende por menstruación abundante cuando el flujo sanguíneo supera el normal en cantidad o en el tiempo que dura esta.

✚ Infusión

Ingredientes

- agrimonia (s. fl.) 30g
- cardo corredor (fr.) 30 g
- milenrama (fl.) 30 g
- pie de león (h. y fl.) 40 g
- pimpinela M. (s. fl.) 30 g
- hidrastis (h.) 20 g
- escaramujo (fr.) 20 g

Preparación

1. Mezclar bien las plantas y guardar en frascos alejados de la luz.
2. Poner 4 cucharadas en 1 litro de agua hirviendo.
3. Dejar reposar 9 minutos y colar.
4. Tomar 3 tazas al día en ayunas durante 7 días antes de comenzar la menstruación y dejar las tomas el 1.er día de la menstruación.
5. Reiniciar las tomas 21 días después del anterior inicio.
6. Tomar durante 6 meses y descansar 1 mes después.

✂ Menstruación excesiva

Menstruación excesiva se define cuando además de abundancia de flujo menstrual hay pérdida importante de minerales, especialmente hierro, produciéndose anemias y descompensaciones orgánicas.

➕ Infusión

Ingredientes

- vinca M. (h.) 40 g
- almez (c.) 30 g
- bolsa de pastor (pl.) 50 g
- caléndula (fl.) 40 g
- ciprés (fr.) 10 g
- pimpinela M. (pl.) 20 g
- roble (c.) 10 g
- sangre de drago 1 got.

Preparación

1. Desmenuzar bien las plantas y conservar en recipientes cerrados.
2. Añadir 4 cucharadas de la mezcla en 1 litro de agua.
3. Hervir primero, durante 8 minutos, las cortezas del almez, del roble y el fruto fresco del ciprés.
4. Apagar el fuego, añadir el resto de las plantas y dejar reposar durante 9 minutos. Colar.
5. Tomar 3 tazas al día en ayunas con 1 gota de sangre de drago. Endulzar si se desea.

✚ Elixir de la Luna Roja

Esta preparación es muy útil y eficaz para las alteraciones de la menstruación y la menopausia.

Ingredientes

- salvia (h.) 30 g
- artemisa (h. y fl.) 30 g
- lavanda (fl.) 30 g
- verbena (pl.) 30 g
- pie de león (pl.) 30 g
- manzanilla (fl.) 30 g
- milenrama (fl.) 30 g
- ortiga (h.) 30 g
- alcohol 50° apto para uso interno o aguardiente seco de buena calidad 0,96 l

Preparación

1. En 8 frascos pequeños de boca ancha, de más de 0,125 litros de capacidad, poner en cada uno una planta y añadir 0,12 litros de aguardiente. Cerrar el frasco y etiquetarlo.
2. Dejar macerando a la sombra durante 14 días, e ir removiéndolos cada 24 horas.
3. Filtrar, exprimir y envasar en un frasco ámbar de 0,125 litros con cuentagotas.
4. En un frasco de cristal con cuentagotas de 0,25 litros (mejor si es de color ámbar), poner 30 g de cada una de las plantas maceradas (total 240 g) y después agitar para que se mezclen bien.
5. Tomar 9 gotas, 3 veces al día antes de las comidas, diluidas en agua, zumo o infusión desde 7 días antes hasta el comienzo de la menstruación.
6. Para la menopausia tomar la misma dosis (9 gotas, 3 veces al día), durante 3 meses, descansar 15 días y continuar otros 3 meses.

✚ Infusión

Ingredientes

- pasiflora (h.) 20 g
- lavanda (fl.) 20 g
- melisa (h.) 20 g
- salvia (h.) 20 g
- caléndula (fl.) 20 g
- angélica (r.) 20 g
- equiseto (fl.) 20 g

Preparación

1. Desmenuzar bien las plantas secas y mezclarlas.
2. En 1 litro de agua hirviendo poner 3 cucharadas bien colmadas de la mezcla.
3. Dejar reposar 12 minutos.
4. Colar y conservar en un termo.
5. Tomar 3 o 4 tazas al día en ayunas durante 5 meses.

Ver «Baño de asiento». Continúa leyendo, sale en el siguiente apartado.

Ovarios

✳ Quistes y dolor de ovarios

✚ Baño de asiento

Ingredientes

- milenrama (fl.) 10 g
- cola de caballo (pl.) 10 g
- caléndula (fl.) 10 g

Preparación

1. Hervir en 2,5 litros de agua 1 puñado de cada planta durante 8 minutos y dejar reposar 5 minutos.
2. Colar bien y depositar en un barreño.
3. Sumergir la parte inferior del tronco durante 18 minutos, 5 días a la semana, durante 6 semanas.

✚ Emplasto

1. Con las plantas del apartado anterior, coladas y calientes.
2. Batir y poner entre dos gasas.
3. Colocar sobre la pelvis 18 minutos.

✚ Infusión

Ingredientes

- sauce (c.) 25 g
- salvia (h. y fl.) 25 g
- milenrama (fl.) 25 g
- pie de león (h. y fl.) 25 g
- lavanda (fl.) 25 g
- cola de caballo (pl.) 25 g
- manzanilla (fl.) 25 g

Preparación

1. Desmenuzar bien las plantas secas y mezclarlas.
2. Escaldar en agua hirviendo 4 cucharadas de la mezcla.
3. Dejar reposar 14 minutos y colar.
4. Tomar 3 o 4 tacitas al día antes de las comidas durante 6 semanas.

Endometriosis

Ver el «Baño de asiento» y el «Emplasto» del apartado anterior.

✚ Infusión

Ingredientes

- bolsa de pastor (pl.) 30 g
- caléndula (fl.) 30 g
- ortiga (h.) 30 g
- salvia (h. y fl.) 30 g
- uña de gato (c.) 20 g
- muérdago (h.) 10 g

Preparación

1. Desmenuzar bien las plantas secas y mezclarlas.
2. Escaldar 3 cucharadas de la mezcla en 1 litro de agua hirviendo.
3. Dejar reposar 12 minutos.
4. Colar.
5. Tomar 3 tazas al día antes de las comidas o en ayunas, durante 6 meses.

Útero

Miomas

Ver el «Baño de asiento» y el «Emplasto» del apartado anterior.

✚ Infusión

Ingredientes

- milenrama (fl.) 30 g
- menta (h. y fl.) 30 g
- caléndula (fl.) 30 g.
- ortiga (h.) 30 g
- pie de león (h. y fl.) 30 g
- cola de caballo (pl.) 30 g
- ruda (h.) 20 g

Preparación

1. Desmenuzar bien las plantas secas y mezclarlas.
2. Escaldar 3 cucharadas de la mezcla en 1 litro de agua hirviendo.
3. Dejar reposar 9 minutos.
4. Colar o filtrar.
5. Tomar 3 tazas al día antes de las comidas durante 3 meses.

Papiloma viral (VPH)

Uso interno

✚ Infusión

Ingredientes

- cola de caballo (pl.) 40 g
- milenrama (fl.) 40 g
- ortiga (h.) 40 g
- reishi (polvo) 20 g
- salvia (h. y fl.) 30 g
- uña de gato (c.) 20 g
- muérdago (h.) 10 g

Preparación

1. Desmenuzar bien las plantas secas y mezclarlas.
2. Escaldar 4 cucharadas de la mezcla en 1 litro de agua hirviendo.
3. Dejar reposar 14 minutos.
4. Colar o filtrar.

5. Tomar 4 tacitas al día en ayunas y endulzar al gusto durante 4 semanas.

✚ Jugo

Ingredientes

- aloe vera (pulpa) 100 g
- kalanchoe (h.) 100 g
- propóleo 10 got.
- limón 2 cdas.
- miel 2 cdas.

Preparación

1. Batir bien la pulpa de aloe con las hojas de kalanchoe.
2. Añadir el propóleo, el jugo de limón y la miel pura de abejas.
3. Batir de nuevo para mezclar bien.
4. Conservar en frigorífico.
5. Tomar 1 chupito (0,03 litros) al levantarse y antes de acostarse.

Uso externo

✚ Pomada simple

Ingredientes

- caléndula (aceite) 80 g
- cera virgen 20 g
- mirra (ac. es.) 10 got.
- pino (ac. es.) 10 got.
- propóleo 8 got.

Preparación

1. Calentar el aceite de caléndula al baño maría.
2. Diluir la cera virgen.
3. Templar y añadir los aceites esenciales de mirra, pino y el propóleo.
4. Mezclar bien y envasar.
5. Aplicar 3 o 4 veces al día.

✚ Pomada compuesta

Ver la «Pomada oncológica» de la página 43.

Descubre en la naturaleza la mejor medicina

✚ Baño de asiento

Ingredientes

- hipérico (s. fl.) 3 cdas.
- milenrama (fl.) 3 cdas.
- celidonia (s. fl.) 3 cdas.
- caléndula (fl.) 3 cdas.
- hierbas suecas 3 cdas.

Preparación

1. Desmenuzar bien las plantas secas y mezclarlas.
2. Hervir en 2,5 litros de agua 3 cucharadas de cada planta durante 9 minutos y dejar reposar 5 minutos.
3. Colar y poner el agua del cocimiento en un barreño.
4. Sumergir la parte inferior del tronco durante 20 minutos.

✚ Emplasto

Ingredientes

- propóleo 20 got.
- mirra (ac. es.) 9 got.
- cúrcuma (ac. es.) 9 got.

Preparación

1. Tomar las plantas escurridas del apartado anterior.
2. Añadir el propóleo, la mirra y la cúrcuma.
3. Batir todo hasta conseguir una textura de pasta; si es preciso se puede añadir arcilla o harina de avena.
4. Colocar la papilla entre 2 gasas y aplicar sobre la zona pélvica.

✚ Baño de asiento

Ingredientes

- cola de caballo (pl.) 10 g
- milenrama (fl.) 10 g
- eucalipto (h.) 10 g
- caléndula (fl.) 10 g
- tomillo (s. fl.) 10 g

Preparación

1. En 3 litros de agua, poner 1 puñado de cada planta.
2. Hervir 9 minutos y dejar reposar 9 minutos.
3. Poner en un barreño y sumergir la parte inferior del tronco durante 20 minutos antes de acostarse.
4. Tomar el baño 14 días.

✚ Irrigación

Ingredientes

- agua del cocimiento anterior
- propóleo 5 got.
- mirra (ac. es.) 3 got.
- romero (ac. es.) 3 got.

Preparación

1. Con un poco de agua del cocimiento anterior, añadir el propóleo, la mirra y el romero.
2. Agitar y poner la irrigación vaginal.
3. Mantener unos minutos.

✚ Baño de asiento

Ingredientes

- eucalipto (h.) 10 g
- tomillo (h.) 10 g
- uña de gato (c.) 10 g
- muérdago (pl.) 10 g
- caléndula (fl.) 10 g
- tintura de propóleo 9 got
- mirra (ac. es.) 5 got

Preparación

1. Hervir el agua y añadir 1 puñadito de cada planta, es decir, 10 g.
2. Dejar hervir 14 minutos y dejar reposar 9 minutos.
3. Colar y añadir las gotas de propóleo y las de mirra.
4. Sumergir la parte inferior del tronco y genitales (cubrirlos).
5. Tomar el baño 1 vez al día antes de acostarse durante no menos de 15 minutos, cubiertos por el agua.

⊗ Esterilidad

✚ Infusión

Ingredientes

- salvia (h. y fl.) 40 g
- angélica (r.) 20 g
- menta (h. y fl.) 40 g
- verbena (h. y fl.) 40 g
- agrimonia (h. y fl.) 20 g
- pie de león (h. y fl.) 40 g
- artemisa (h. y fl.) 20 g

Preparación

1. Mezclar bien todas las plantas, excepto la angélica. Deben estar secas y muy desmenuzadas.
2. Poner a hervir 3 minutos la raíz de angélica, 20 g o 1 cucharadita de café.
3. Añadir después 3 cucharadas de la mezcla de plantas y apagar el fuego.
4. Dejar reposar 9 minutos.
5. Colar y conservar en un termo.
6. Tomar 3 tazas al día en ayunas y endulzar si se desea.

7. Tomar por espacio de 6 semanas, descansar 1 semana y tomarlo otras 6 semanas.

Otras plantas útiles

- eleuterococo
- serpol
- muérdago
- melisa
- rosal silvestre

⊕ Aceites

Ingredientes

- naranja 1 ud.
- onagra 1 cdta.
- borraja 1 cdta.
- sésamo 1 cdta.

Preparación

1. Exprimir una naranja.
2. Añadir al zumo 1 cucharadita de cada uno de los aceites.
3. Tomar al levantarse y antes de acostarse.

⊗ Estrías (embarazo)

⊕ Compresa

Ingredientes

- consuelda 100 g
- pie de león 100 g
- cola de caballo 100 g

Preparación

1. Desmenuzar bien las plantas secas y mezclarlas.
2. Hervir 50 gramos de la mezcla en 1 litro de agua durante 35 minutos. Guardar bien envasada la cantidad sobrante de la mezcla para sucesivas preparaciones.
3. Filtrar y conservar la mezcla filtrada para cataplasma.
4. Empapar y escurrir en un paño o tela limpios el agua del cocimiento y aplicarlo sobre toda la zona afectada durante 17 minutos.
5. El agua sobrante del cocimiento se guarda en el frigorífico y se puede utilizar para siguientes aplicaciones.
   Calentar antes de usarla.

6. Aplicar 2 veces al día todos los días hasta que la piel recobre su estado normal.

✚ Cataplasma 1

Ingredientes
- consuelda 100 g
- pie de león 100 g
- cola de caballo 100 g

Preparación
1. Se bate la planta filtrada del cocimiento anterior (compresa) hasta obtener una papilla densa y homogénea. Si es preciso añadir un poco de arcilla o harina de avena.
2. Colocar la papilla extendida sobre 2 piezas de tela o gasa compactas.
3. En caliente, se aplica sobre el vientre en la zona afectada.
4. Dejar actuar no menos de 45 minutos.
5. Si es preciso calentar de nuevo al vapor o con la plancha.

✚ Cataplasma 2

Ingredientes
- caléndula (fl.) 100 g
- hiedra (h.) 100 g
- consuelda (r.) 100 g

Preparación
1. Majar en mortero, picar muy finamente o batir las plantas frescas hasta obtener una pasta homogénea.
2. Colocar y extender sobre una pieza de tela y cubrir con otra tela.
3. Aplicar sobre la zona afectada.
4. Dejar actuar como mínimo 45 minutos.
5. Retirar y conservar en el frigorífico para una segunda aplicación.
6. Aplicar en caliente todos los días hasta la recuperación de la piel.

✚ Pomada

Ingredientes

- cera virgen de abejas 35 g
- aceites:
  - caléndula 40 g
  - pie de León 40 g
- salvia 40 g
- consuelda 40 g
- romero 40 g

Preparación

1. Poner a calentar los aceites al baño maría.
2. Diluir completamente en los aceites la cera virgen de abejas.
3. Retirar del baño maría y poner en un tarro adecuado.
4. Dejar que densifique mientras se enfría.
5. Aplicar sobre toda la zona afectada de 2 a 3 veces al día hasta que mejore el estado de la piel.
6. Tapar con una tela adecuada para evitar que manche.

Grietas (pechos)

✚ Compresa 1

Ingredientes

- milenrama (h. y fl.) 200 g

Preparación

1. Obtener el jugo de la planta fresca recién recogida con batidora, licuadora o mortero.
2. Una vez exprimida, mojar una tela o gasa.
3. Aplicar sobre los pechos, cubriéndolos bien.
4. Dejar puesto al menos 30 minutos y retirar
5. Poner compresas hasta la desaparición de las grietas.

➕ Compresa 2

Ingredientes

- milenrama (h. y fl.) 30 g

Preparación

1. Poner a hervir 0,5 litros de agua.
2. Añadir al agua 3 cucharadas de la planta seca, apagar el fuego y dejar reposar 14 minutos.
3. Colar y mojar gasas o telas limpias en la infusión.
4. Aplicar caliente sobre los pechos.
5. Dejar actuar 30 minutos al menos una o dos veces al día hasta la desaparición de las grietas.
6. Si sobra infusión, conservar en el frigorífico o en un termo para más aplicaciones.

➕ Emplasto (fresco)

Ingredientes

Plantas frescas mezcladas

- consuelda (h.) fresca 10 g
- lámpsana (h.) fresca 10 g

Preparación

1. Majar en mortero o batir las plantas.
2. Colocarlas entre 2 gasas o telas y aplicar sobre los pechos durante 45 minutos dos veces al día hasta la desaparición de las grietas

Durante el periodo de lactancia, se deben lavar los pechos con agua de melisa o de azahar antes de dar el pecho al bebé.

✚ Cataplasma (compuesta)

Ingredientes

- bolsa de pastor (h. y fr.) 1 cdta.
- tomillo (h.) 1 cdta.
- milenrama (fl.) 1 cdta.
- zarza (h.) 1 cdta.
- parietaria (h.) 1 cdta.
- consuelda (r.) 1 cdta.

Preparación

1. Hervir en 0,5 litros de agua 1 cucharada de consuelda durante 9 minutos.
2. Añadir 1 cucharadita bien colmada de cada una de las demás plantas secas y bien demenuzadas.
3. Hervir todo 9 minutos más.
4. Dejar reposar 9 minutos.
5. Filtrar y escurrir.
6. Batir hasta obtener una papilla densa. Si es preciso añadir un poco de harina de avena.
7. Colocar entre 2 piezas de tela y situar sobre los pechos.
8. Dejar puesta la cataplasma durante 45 minutos 2 veces al día hasta la desaparición de la dolencia.

✚ Bálsamo

Ingredientes

- aceite de almendras dulces 0,1 l
- cera virgen de abejas 14 g
- adormidera fresca (sm.) 1 cda.
- sedum fresca (h.) 1 cda.
- álamo negro fresco (y.) 1 cda.

Preparación

1. Poner el aceite de almendras a calentar al baño maría.
2. Añadir las plantas frescas muy picadas.
3. Mantener 1 hora y media.
4. Apagar el fuego y dejar 24 horas en reposo.
5. Al día siguiente se vuelve a calentar otra hora y media.
6. Apagar y filtrar.
7. En caliente, diluir 14 g de cera virgen.
8. Disponer en un tarro adecuado y enfriar.
9. Aplicar en los pechos 2 veces al día durante al menos 4 semanas.

Masculina

✚ Infusión

Ingredientes

- olmo (c.) 1 cdta.
- uña de gato (c.) 1 cdta.
- abedul (c.) 1 cdta.
- ortiga blanca (h.) 1 cdta.
- borraja (h.) 1 cdta.
- gayuba (h.) 1 cdta.
- cola de caballo (h.) 1 cdta.

Preparación

1. Desmenuzar bien las plantas secas y mezclarlas.
2. Hervir, en 1 litro de agua durante 5 minutos, las cortezas de uña de gato, olmo y abedul.
3. Apagar el fuego y añadir 1 cucharadita del resto de las plantas y dejar reposar 9 minutos.
4. Colar y conservar en un termo.
5. Tomar 1 taza antes del desayuno, comida y cena durante un mínimo de 4 semanas.

✚ Baño de asiento

Ingredientes

- malva (fl.) 40 g
- madroño (h.) 40 g
- ortiga Mayor (h.) 40 g
- cola de caballo (h.) 40 g
- caléndula (fl.) 40 g

Preparación

1. Desmenuzar bien las plantas secas y mezclarlas.
2. Poner a hervir en 3 litros de agua durante 3 minutos y dejar reposar 9 minutos más.
3. Poner 3 puñados (30 g) de la mezcla de plantas.
4. Colar y colocar en un barreño.
5. Sumergir en el agua la parte inferior del tronco durante 18 minutos 1 vez al día durante al menos 2 meses.

✚ Infusión

Ingredientes

- equinácea (r.) 40 g
- malva (fl.) 20 g
- galega (h.) 40 g
- ortiga blanca (s. fl.) 30 g
- caléndula (fl.) 20 g
- romero (h.) 20 g
- llantén (h.) 30 g
- uña de gato (c.) 15 g
- olmo (c.) 15 g
- abedul (c.) 15 g

Preparación

1. Desmenuzar bien las plantas secas y mezclarlas.
2. Hervir, en 1 litro de agua durante 5 minutos, las cortezas de uña de gato, olmo y abedul (1 cucharadita).
3. Apagar el fuego y añadir 1 cucharadita del resto de las plantas y dejar reposar 9 minutos.
4. Colar y conservar en un termo.
5. Tomar 3 tazas al día antes de las comidas, hasta la desaparición de la afección.

✚ Baño de asiento

Ingredientes

- cola de caballo (h.) 10 g
- caléndula (fl.) 10 g
- hierbas suecas (pl.) 10 g
- propóleo TM 12 got

Preparación

1. Hervir, en 3 litros de agua, 1 puñado de las 3 plantas (la cola de caballo, la caléndula y las hierbas suecas) durante 9 minutos.
2. Apagar el fuego, colar y poner en un barreño adecuado.
3. Añadir al baño 12 gotas de propóleo y un chorro de buen vinagre de vino tinto
4. Sumergir la parte inferior del cuerpo (los genitales deben estar totalmente sumergidos) durante 18 minutos como mínimo y repetir la operación todos los días durante 36 días.

✚ **Infusión**

Ingredientes

**Plantas secas bien
desmenuzadas**

- epilobio (h. y fl.) 25 g
- vara de oro (h. y fl.) 25 g
- amor de hortelano (h.) 25 g

- cola de caballo (h.) 25 g
- llantén (h.) 25 g
- regaliz (r.) 25 g
- ortiga (r.) 25 g

Preparación

1. Desmenuzar bien las plantas secas y mezclarlas.
2. Poner a hervir, durante 5 minutos y en 1 litro de agua, las raíces de regaliz y de ortiga (1 cucharadita de cada una).
3. A continuación, añadir 3 cucharadas del resto de la mezcla de plantas y dejar reposar 8 minutos.
4. Colar y conservar en el termo.
5. Tomar 3 tazas al día, antes de las comidas, durante 6 semanas.

Otras plantas prostáticas

- brezo (s. fl.)
- pino (y.)
- sabal (fr.)
- castaño de Indias (h.)
- ulmaria (s. fl.)

- bolsa de pastor (pl.)
- gayuba (h.)
- calabaza (sm.)
- malva (fl.)
- soja (leche de soja)

También es muy recomendable tomar por la mañana al levantarse:

✚ **Bebida**

Ingredientes

- lecitina de soja 1 cdta.
- diente de ajo negro 1 ud.

- pipas de calabaza peladas 12
- leche de soja 125 ml

Preparación

1. Poner todo en medio vaso de leche de soja.
2. Calentar un poco y tomar antes del desayuno y después de la infusión anterior.

✚ Infusión

Ingredientes

- ulmaria (h.) 30 g
- vara de oro (s. fl.) 30 g
- ortiga (h.) 30 g
- gayuba (h.) 30 g
- malva (fl.) 30 g
- epilobio (h.) 30 g
- pino (y.) 30 g
- sabal (fr.) 30 g

Preparación

1. Desmenuzar bien las plantas secas y mezclarlas.
2. En 1 litro de agua hirviendo, poner 4 cucharadas de la mezcla.
3. Dejar reposar 9 minutos.
4. Colar y conservar en un termo.
5. Tomar 3 tazas al día en ayunas.
6. Añadir 18 gotas del elixir oncológico (ver página 203).

✚ Baño de asiento

Ingredientes

- equinácea (fl.) 30 g
- castaño de Indias (h.) 30 g
- ortiga (h.) 30 g
- brezo (h.) 30 g
- cola de caballo (h.) 30 g
- malva (fl.) 30 g
- amor de hortelano (h.) 30 g

Preparación

1. Desmenuzar bien las plantas secas y mezclarlas.
2. En 3 litros de agua, poner 6 cucharadas de la mezcla.
3. Hervir 14 minutos y dejar reposar otros 8 minutos.
4. Colar y añadir a un barreño.
5. Sumergir la parte inferior del tronco 3 días a la semana durante 5 semanas.

➕ Infusión

Ingredientes

- eleuterococo (r.) 1 cdta.
- romero (h.) 1 cda.
- damiana (h.) 1 cda.
- menta (h.) 1 cda.
- regaliz (r.) 1 ud.
- canela (c.) 1 ramita

Preparación

1. Poner a hervir en 1 litro de agua el eleuterococo y la canela en rama durante 5 minutos a fuego lento.
2. Apagar el fuego y añadir el romero, la damiana y la menta.
3. Dejar reposar todo 9 minutos.
4. Conservar en un termo.
5. Tomar 2 o 3 tazas al día en ayunas hasta que se solucione la dolencia. Endulzar al gusto con miel o azúcar integral.

Otras plantas que también resultan muy útiles, pero son de procedencia lejana y de difícil adquisición, son:

- ginseng rojo (coreano) - raíz
- *Cordyceps* (Tibet) - hongo
- *Erythroxylum* (Andes) - hoja
- orquídea manchada - raíz

Te recomiendo tomar todas las mañanas antes del desayuno 1 diente de ajo negro y 0,03 litros (un chupito) de jugo de aloe vera.

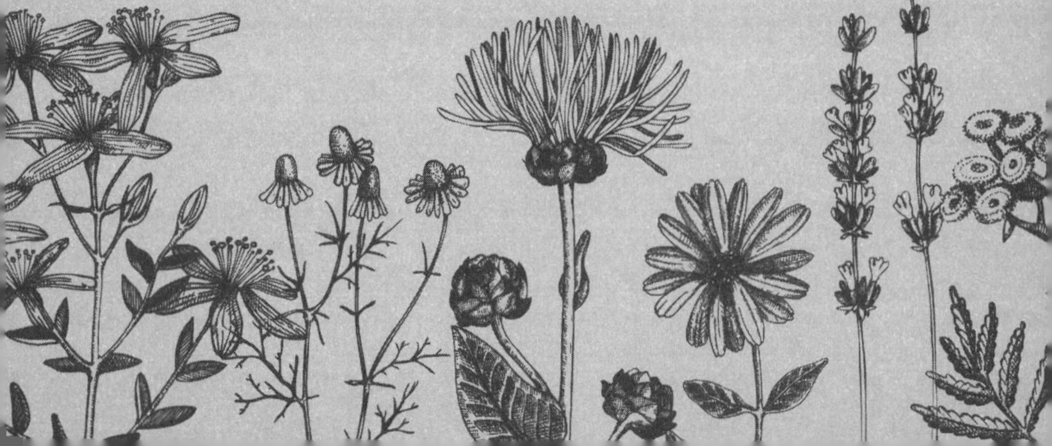

Área renal.
Vejiga
y uretra

✚ Infusión 1

Ingredientes

- vara de oro (s. fl.) 25 g
- grama (r.) 25 g
- enebro (fr.) 25 g
- ortiga (h.) 25 g
- ulmaria (h.) 25 g
- abedul (c.) 25 g
- cola de caballo (h.) 25 g
- verbena (s. fl.) 25 g
- gayuba (h.) 25 g

Preparación

1. Desmenuzar bien las plantas secas y mezclarlas.
2. Hervir 3 cucharadas de la mezcla durante 3 minutos en 1 litro de agua. El resto de las plantas se guarda para siguientes aplicaciones.
3. Apagar el fuego y dejar reposar 9 minutos.
4. Colar y conservar en un termo o en frío.
5. Tomar 2 tazas al día, mañana y noche, antes del desayuno y la cena durante un mínimo de 2 meses.

✚ Infusión 2

Ingredientes

- arándano (h.) 30 g
- parietaria (h.) 30 g
- maíz (est.) 30 g
- romero (s. fl.) 30 g
- diente de león (pl.) 30 g
- fumaria (s. fl.) 30 g
- cola de caballo (pl.) 30 g

Preparación

1. Desmenuzar bien las plantas y mezclarlas.
2. Escaldar 4 cucharadas de la mezcla en 1 litro de agua hirviendo.
3. Dejar reposar 9 minutos.
4. Colar y conservar el frasco bien cerrado en el frigorífico.
5. Tomar caliente 2 tazas al día, mañana y noche, hasta que la diuresis se normalice.

✚ Cataplasma 1

Ingredientes

- cola de caballo (pl.) 25 g
- grama (r.) 25 g
- brezo (s. fl.) 25 g
- ulmaria (h.) 25 g
- hipérico (s. fl.) 25 g
- abedul (c.) 25 g
- harina de fenogreco 100 g

Preparación

1. Desmenuzar bien las plantas secas y mezclarlas.
2. Poner a hervir, en 0,25 litros de agua durante 8 minutos, 5 cucharadas de la mezcla.
3. Apagar el fuego y colar.
4. Batir las plantas hervidas hasta obtener una papilla densa. Añadir 2 cucharadas de harina de fenogreco y mezclar bien.
5. Colocar la pasta obtenida entre 2 gasas y aplicar en la zona dorsorenal.
6. Sujetar y mantener al menos durante 45 o 50 minutos.
   Si es posible, dormir toda la noche con la cataplasma puesta.

✚ Baño de asiento

Ingredientes

- abedul (c.) 1 cda.
- enebro (fr.) 1 cda.
- ortiga (h.) 1 cda.
- romero (s. fl.) 1 cda.
- serpol (s. fl.) 1 cda.
- pino (y.) 1 cda.
- saúco (h.) 1 cda.

Preparación

1. Poner a hervir, en 3 litros de agua durante 14 minutos, 1 cucharada de cada una de las plantas.
2. Apagar el fuego y colar.
3. Verter el agua de cocimiento en un barreño.
4. Sumergir la parte inferior del tronco durante 14 o 18 minutos.
5. Conservar las plantas hervidas para la cataplasma 2. Después del baño de asiento, abrigar la zona.

✚ Cataplasma 2

Preparación

1. Con las plantas de cocimiento, una vez escurridas, mezclamos la harina de fenogreco y 5 gotas de aceite esencial de pino, romero y cedro.
2. Batir todo, combinarlo bien y colocar entre dos gasas. Aplicar en la zona lumbar durante 45 minutos. Si es posible, es aconsejable dejar el apósito toda la noche.
3. La cataplasma, si se usa menos de 1 hora, una vez retirada se puede conservar en frío y aplicarla de nuevo a las 24 horas una vez calentada al vapor. Si se ha dejado toda la noche, se habrá secado y no se podrá reutilizar

✚ Infección renal y urinaria

✚ Infusión 1

Ingredientes

- gayuba (h.) 25 g
- cola de caballo (pl.) 10 g
- ortiga (h.) 15 g
- uña de gato (c.) 10 g
- saúco (fr. y c.) 10 g
- galio (h.) 15 g
- serpol (s. fl.) 15 g
- pino (y.) 10 g
- achicoria (h. y fl.) 10 g
- propóleo 2 got.

Preparación

1. Desmenuzar bien las plantas secas.
2. Escaldar 1 cucharadita de cada una de las plantas en 1 litro de agua hirviendo.
3. Dejar reposar 9 minutos.
4. Colar y conservar en un termo.
5. Añadir a cada toma 2 gotas de propóleo.
6. Tomar 3 tazas al día, 10 minutos antes de cada comida.

✚ Infusión 2

Ingredientes

- abedul (c.) 1 cdta.
- enebro (fr.) 1 cdta.
- brezo (s. fl.) 1 cdta.
- alcachofera (h.) 1 cdta.
- vara de oro (s. fl.) 1 cdta.
- gayuba (h.) 1 cdta.
- hibisco (fl.) 1 cdta.
- llantén (h. y fl.) 1 cdta.
- tintura de propóleo 2 got.

Preparación

Se prepara igual que la infusión 1.

✚ Baño de asiento

Ingredientes

- avena (sm.) 1 cda.
- fresno (c.) 1 cda.
- endrino (h.) 1 cda.
- malva (fl.) 1 cda.
- olivo (h.) 1 cda.
- romero (h.) 1 cda.
- saponaria (r.) 1 ud.

Preparación

Se prepara del mismo modo que el baño de asiento de la página 103.

✚ Cataplasma

¡Se prepara del mismo modo que la cataplasma 2 del apartado anterior! Ver página 104.

✛ Cistitis

Proceder del mismo modo que con las plantas recomendadas para la infección renal-urinaria.

✚ Infusión 1

Ingredientes

- vara de oro (s. fl.) 40 g
- gayuba (h.) 30 g
- fresno (c.) 30 g
- ortiga (h.) 20 g
- maíz (est.) 20 g
- bardana (r.) 20 g
- grama (r.) 30 g

Preparación

1. Desmenuzar bien las plantas secas y mezclarlas.
2. Hervir 1 litro de agua y añadir 4 cucharadas de la mezcla.
3. Hervir 5 minutos y dejar reposar 9 minutos.
4. Colar y conservar en un termo.
5. Tomar 3 tazas al día en ayunas durante 2 meses.

✚ Cataplasma

Preparación

1. Añadir un poco de agua a las plantas sobrantes de la infusión anterior.
2. Hervir 8 minutos.
3. Retirar el agua y pasar por una batidora o mortero hasta obtener una papilla densa. Si es preciso agregar un poco de polvo de arcilla o de harina de avena.
4. Colocar entre 2 gasas, trozos de tela o en un saquito.
5. Aplicar caliente sobre la zona lumbar.

🔹 Infusión 2

Ingredientes

- cola de caballo (h.) 30 g
- ulmaria (h.) 30 g
- parietaria (pl.) 30 g
- abedul (c.) 30 g
- escaramujo (fr.) 30 g
- agrimonia (s. fl.) 30 g
- malva (fl.) 30 g

Preparación

1. Desmenuzar bien las plantas secas.
2. Poner una cucharadita de cada planta y hervir en 1 litro de agua durante 5 minutos.
3. Apagar el fuego y dejar reposar 12 minutos más.
4. Colar y conservar en un termo.
5. Tomar el agua de la infusión a sorbos a lo largo del día hasta que se terminen los 30 g de preparación y reanudar el tratamiento a los 15 días de descanso si es necesario.

🔹 Baño de asiento de raíces y cortezas

Ingredientes

- bardana (r.) 3 cda.
- ortiga (r.) 3 cda.
- diente de león (r.) 3 cda.
- grama (r.) 3 cda.
- fresno (c.) 3 cda.
- abedul (c.) 3 cda.
- rusco (r.) 3 cda.

Preparación

1. Desmenuzar las raíces y las cortezas secas.
2. Hervir 3 litros de agua y añadir 3 cucharadas de cada planta.
3. Hervir 14 minutos y dejar reposar otros 9 minutos.
4. Colar y conservar las plantas escurridas.
5. Verter el cocimiento en un barreño.
6. Sumergir la parte inferior del tronco, que cubra los glúteos; si es preciso, añadir agua caliente.
7. Tomar el baño durante al menos 18 minutos todos los días hasta la eliminación del cálculo.
8. Secar y abrigar bien la zona.

✚ Cataplasma

- bardana (r.) 3 cda.
- ortiga (r.) 3 cda.
- diente de león (r.) 3 cda.
- grama (r.) 3 cda.

- fresno (c.) 3 cda.
- abedul (c.) 3 cda.
- rusco (r.) 3 cda.

Preparación

1. Poner las plantas del cocimiento del baño anterior en un recipiente y batir hasta conseguir la consistencia adecuada. Colocar entre 2 piezas de tela y aplicaren caliente sobre la zona lumbar.
2. Mantener toda la noche.
3. La cataplasma se conserva en frío y se aplica de nuevo la siguiente noche, después de calentarla al vapor.

Recomendación: Tomar medio vaso de savia de abedul al día en 2 tomas, mañana y noche, durante 4 semanas.

✳ Insuficiencia renal

✚ Infusión

Ingredientes

- ulmaria (s. fl.) 40 g
- galio (s. fl.) 40 g
- saxífraga (r.) 40 g

- enebro (fr.) 40 g
- romero (h.) 40 g

Preparación

1. Desmenuzar bien las plantas secas.
2. Hervir 1 litro de agua.
3. Añadir los frutos del enebro y la raíz de saxífraga (1 cucharada rasa de cada uno) y hervir durante 5 minutos.
4. Agregar una cucharada colmada del resto de las plantas, apagar el fuego y dejar reposar 9 minutos.
5. Colar y conservar en un termo o en el frigorífico.
6. Tomar 2 tazas calientes al día, mañana y noche, durante 6 semanas.

Descubre en la naturaleza la mejor medicina

Recomendación: Tomar a sorbos 1 litro al día de infusión de cola de caballo durante 6 semanas.

Leucorrea (flujo blanco)

✚ Infusión

Ingredientes

- pino (y.) 40 g
- gayuba (h.) 30 g
- cola de caballo (h.) 30 g
- pimpinela (s. fl.) 25 g
- centinodia (pl.) 25 g
- hipérico (s. fl.) 20 g
- salvia (h.) 40 g

Preparación

1. Desmenuzar bien las plantas secas y mezclarlas.
2. Poner a hervir 1 litro de agua.
3. Añadir 5 cucharadas de la mezcla y apagar el fuego.
4. Dejar reposar 12 minutos.
5. Colar y conservar en un termo.
6. Tomar 3 tazas al día en ayunas durante 6 semanas. Endulzar al gusto con miel o sirope.

✚ Baño de asiento

Ingredientes

- olmo (c.) 25 g
- bistorta (r.) 25 g
- roble (c.) 25 g
- nogal (h.) 25 g
- pino (y.) 25 g
- abeto (y. y h.) 25 g
- muérdago (h.) 20 g
- abedul (ac. es.) 8 got.
- propóleo 5 got.

Preparación

1. Desmenuzar bien las plantas secas.
2. Hervir 3 litros de agua.
3. Añadir 1 cucharada de cada una de las plantas.
4. Hervir durante 18 minutos.
5. Colar y añadir 8 gotas de aceite esencial de abedul y 5 gotas de propóleo. Tomar todos los días durante 4 semanas.

✚ Irrigación

Ingredientes

- pie de león (h.) 1 cda.
- ortiga blanca (pl.) 1 cda.
- lavanda (fl.) 1 cda.
- salicaria (s. fl.) 1 cda.
- pino (y.) 1 cda.

Preparación

1. Desmenuzar bien las plantas secas.
2. Hervir 1 litro de agua.
3. Añadir 1 cucharada de cada una de las plantas.
4. Hervir 5 minutos y dejar reposar 9 minutos más.
5. Colar y dejar entibiar o templar.
6. Introducir a través de la vagina suavemente y retener unos minutos. Repetir el proceso 1 vez al día durante 4 semanas.

✳ Ácido úrico. Gota

✚ Infusión

Ingredientes

- cola de caballo (h.) 2 cdas.
- milenrama (fl.) 1 cda.
- ortiga (h. o r.) 1 cda.
- ulmaria (h. o r.) 1 cda.
- diente de león (h. y fl.) 2 cdas.
- arenaria (pl.) 1 cda.
- abedul (h. o c.) 2 cdas.

Preparación

1. Desmenuzar bien las plantas secas y mezclarlas.
2. Hervir 1 litro de agua.
3. Añadir 5 cucharadas de la mezcla.
4. Hervir 3 minutos y dejar reposar 9 minutos.
5. Colar y conservar en el frigorífico.
6. Tomar 2 tazas al día, mañana y media tarde, durante 18 días y descansar 5. Hay que tomarla caliente.
7. Si es necesario, repetir el ciclo.

✚ Pediluvio

Ingredientes

- pino (h.) 3 cdas.
- abedul (c.) 3 cdas.
- fresno (c.) 3 cdas.
- bardana (r.) 3 cdas.
- agracejo (c.) 3 cdas.

Preparación

1. Desmenuzar bien las plantas secas.
2. Hervir en 3 litros de agua las plantas durante 20 minutos y dejar reposar 7 minutos más.
3. Colar y verter el agua en un barreño.
4. Introducir los pies, hasta el tobillo, durante 15 o 18 minutos, 3 veces por semana durante 6 semanas.

✚ Cataplasma

Ingredientes

- pino (h.) 3 cdas.
- abedul (c.) 3 cdas.
- fresno (c.) 3 cdas.
- bardana (r.) 3 cdas.
- agracejo (c.) 3 cdas.

Preparación

1. Colar y escurrir las plantas del cocimiento anterior.
2. Batir hasta conseguir una papilla compacta.
3. Poner entre dos telas o gasas.
4. Aplicar sobre la articulación y envolver el dedo gordo.
5. Dejar puesto 20 minutos o más.
6. Esta cataplasma se puede volver a aplicar calentándola al vapor.

✚ Pomada de caléndula simple

Aplicada regularmente calma el dolor. Ver la elaboración de la pomada en la página 24.

Otras plantas que podemos utilizar

- saúco (c.)
- alcachofera (h.)
- borraja (s. fl.)
- caléndula (f.)
- cálamo A. (r.)
- centinodia (h.)
- fumaria (s. fl.)
- maíz (est.)
- sabal (fr.)
- vellosilla (jugo)

Enuresis infantil y micción nocturna

✚ Infusión

Ingredientes

- vellosilla (s. fl.) 1 cdta.
- maíz (est.) 1 cdta.
- brezo (s. fl.) 1 cdta.
- hipérico (s. fl.) 1 cdta.
- llantén (h. y fl.) 1 cdta.

Preparación

1. Desmenuzar bien las plantas secas en 0,5 litros de agua y hervir.
2. Dejar reposar 9 minutos y colar.
3. Tomar 1 taza a media tarde durante una semana.

Pérdida de orina (incontinencia)

✚ Infusión

Ingredientes

- brezo (s. fl.) 1 cda.
- ortiga (r.) 1 cda.
- milenrama (fl.) 1 cda.
- gayuba (h.) 1 cda.

Preparación

1. Desmenuzar bien las plantas secas y añadir 1 cucharada de cada planta en 1 litro de agua hirviendo.
2. Infusionar y dejar reposar 14 minutos. Colar y conservar en frío.
3. Tomar 1 tacita por la mañana y 1 taza a media tarde durante 1 mes. Si no se ha eliminado el problema, descansar 5 días y repetir.

Cáncer de riñón

Se trata en el capítulo sobre el cáncer. Ver página 201.

Área digestiva

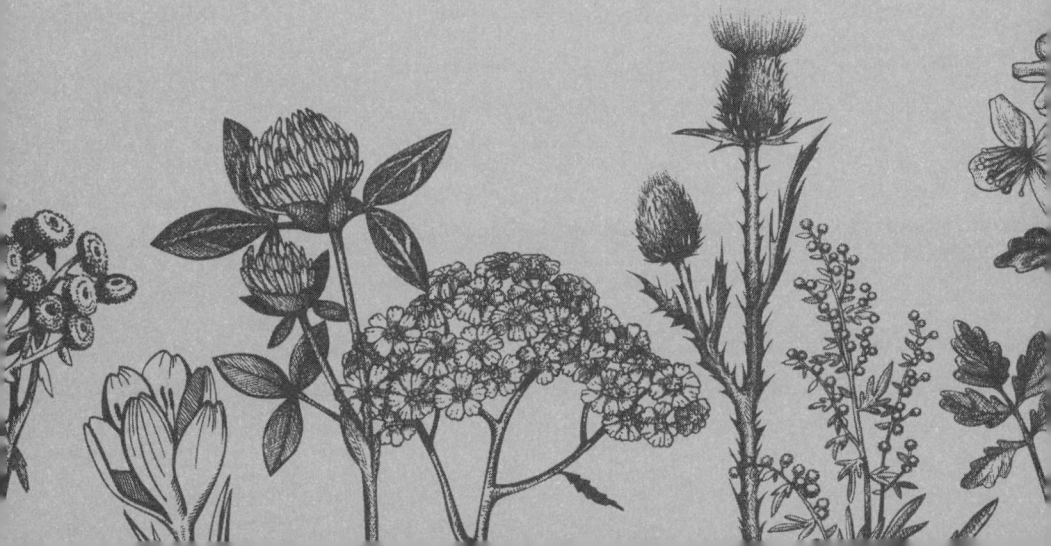

Un remedio útil a nivel digestivo consiste en tomar 0,03 litros (un chupito) de jugo puro de aloe vera junto con el zumo de ½ limón.

✚ Infusión digestiva

Ingredientes

- melisa (s.fl.) 30 g
- tomillo (s. fl.) 20 g
- manzanilla (fl.) 30 g
- genciana (r.) 10 g
- romero (h.) 20 g
- hinojo (sm.) 30 g
- menta poleo (h.) 30 g

Preparación

1. Desmenuzar bien las plantas secas.
2. Poner 1 cucharada de la mezcla por 0,3 litros de agua hirviendo.
3. Escaldar y dejar reposar 9 minutos.
4. Colar.
5. Tomar 1 taza después de las comidas. Endulzar con miel o azúcar integral.

Otras plantas digestivas

- salvia (s. fl.)
- vara de oro (s. fl.)
- caléndula (fl.)
- ortiga (h.)
- verbena (s. fl.)
- verónica (h.)
- diente de león (h.y fl.)
- enebro (fr.)
- amor de hortelano (h. y fl.)
- anís verde (sm.)
- lúpulo (fl. y h.)
- agrimonia (s. fl.)
- milenrama (fl.)
- serpol (s. fl.)

Descubre en la naturaleza la mejor medicina

✚ Infusión

Ingredientes

- bolsa de pastor (s. fl.) 1 cda.
- pie de león (h. y fl.) 1 cda.
- consuelda (h.) 1 cdta.
- llantén (h. y fl.) 1 cda.
- milenrama (fl.) 1 cda.
- caléndula (fl.) 1 cda.

Preparación

1. Hervir 1,5 litros de agua.
2. Introducir todas las plantas juntas en el agua hirviendo.
3. Dejar reposar 9 minutos.
4. Colar y conservar en frío.
5. Tomar 1 taza, más o menos 0,25 litros, después de cada comida.
6. Si se conserva en frío, calentar antes de tomar.

✚ Cocimiento y cataplasma

Ingredientes

- romero (h.) 2 cda.
- consuelda (r.) 2 cda.
- caléndula (fl.) 2 cda.

Preparación

1. Hervir en 0,5 litros de agua 2 cucharadas de cada planta.
2. Cocer 14 minutos y dejar reposar 5 minutos más.
3. Colar y escurrir las plantas.
4. Batir bien hasta conseguir una papilla densa. En caso necesario, añadir un poco de harina de avena o arcilla.
5. Colocar la pasta entre 2 telas o gasas y aplicar sobre la zona superior del abdomen.

✚ Infusión

Ingredientes

- melisa (s. fl.) 1 cda.
- serpol (s. fl.) 1 cda.
- ajedrea (s. fl.) 1 cda.
- tomillo (s. fl.) 1 cdta.
- hinojo (sm.) 1 cdta.

Preparación

1. Desmenuzar bien las plantas secas.
2. Hervir 1 litro de agua.
3. Añadir la melisa, el serpol y la ajedrea, y la cucharadita de tomillo e hinojo.
4. Hervir durante 3 minutos y dejar reposar 9 minutos.
5. Colar y conservar en un termo.
6. Tomar 2 tazas al día después de la comida y la cena. Si se desayuna fuerte tomar también 1 taza.

✽ Inflamación y congestión

✚ Infusión

Ingredientes

- agrimonia (s. fl.) 1 cdta.
- malva (fl.) 1 cdta.
- llantén (h. y fl.) 1 cdta.
- orégano (s. fl.) 1 cdta.
- manzanilla (fl.) 1 cdta.
- malvavisco (r.) 1 cdta.
- menta poleo (s. fl.) 1 cdta.

Preparación

1. Desmenuzar bien las plantas secas.
2. Hervir 1 litro de agua.
3. Previamente, hervir 5 minutos la raíz de malvavisco.
4. A continuación, añadir 1 cucharadita de cada una de las plantas.
5. Apagar el fuego y dejar reposar 9 minutos.
6. Colar y conservar.
7. Tomar 1 taza, 3 veces al día, después de las comidas durante 1 mes.

✚ Infusión

Ingredientes

- caléndula (fl.) 1 cdta.
- malva (fl.) 1 cdta.
- manzanilla (fl.) 1 cdta.
- llantén (fl.) 1 cdta.
- milenrama (fl.) 1 cdta.
- verónica (fl.) 1 cdta.
- violeta (fl.) 1 cdta

Preparación

1. Desmenuzar bien las flores secas.
2. Hervir 1 litro de agua.
3. Preparar 1 cucharada sopera de cada planta.
4. Añadir las flores al agua hirviendo y apagar el fuego.
5. Dejar reposar 7 minutos.
6. Colar y conservar en un termo.
7. Tomar 3 tazas al día media hora antes del desayuno, la comida y la cena.
8. Añadir a cada taza 2 cucharadas de jugo de aloe.

✚ Cocimiento

Ingredientes

- ortiga (r.) 20 g
- consuelda (r.) 10 g
- regaliz (r.) 15 g
- cola de caballo (pl.) 15 g
- hipérico (s. fl.) 10 g
- bolsa de pastor (s. fl.) 10 g
- salicaria (s. fl.) 10 g

Preparación

1. Desmenuzar bien las plantas secas y mezclarlas.
2. Hervir 1,2 l de agua.
3. Añadir 45 g de la mezcla.
4. Hervir durante 14 minutos y dejar reposar 9 minutos.
5. Tomar dos tazas al día antes de comer y cenar.

✚ Infusión

Ingredientes

- caléndula 1 cda.
- malva 1 cda.
- melisa (s. fl.) 1 cda.
- aloe vera (jugo) 0,03 l

Preparación

1. Infusionar 1 cucharada rasa de cada hierba durante 7 minutos.
2. Dejar templar
3. Añadir 3 cucharadas de jugo puro de aloe vera.
4. Tomar en ayunas antes del desayuno.

Nota

a. Alternar la infusión y el cocimiento por semanas, infusión en la 1.ª y 3.ª semanas, cocimiento en la 2.ª y 4.ª semanas, y descansar.

b. Es conveniente añadir en todas las tomas 3 gotas de tintura madre de propóleo para mejorar la regeneración del tejido ulcerado.

c. Mantener una dieta alimentaria adecuada.

✛ Estreñimiento

✚ Preparado

Ingredientes

- aloe vera (jugo puro) 0,03 l
- aceite de oliva (AOVE) 1 cda.
- limón (zumo) 1 chorrito

Preparación

1. Mezclar todos los ingredientes y tomar al levantarse.
2. Si el estreñimiento es crónico, además de la toma de la mañana, tomar otros 0,03 litros de jugo de aloe antes de acostarse.
3. Si fuese agudo y prolongado, las tomas de aloe se repetirán 3 veces al día, mañana, mediodía y noche.
4. Tomar durante 4 semanas, según la evolución.

Descubre en la naturaleza la mejor medicina

✚ Cocimiento

Ingredientes

- achicoria (r.) 1 cda.
- regaliz (r.) 1 cda.
- grama (r.) 1 cda.
- agracejo (c.) 1 cda.
- fucus (h.) 1 cda.
- saúco (fl.) 1 cda.
- malva (fl.) 1 cda.

Preparación

1. Hervir en 1,2 litros de agua y durante 12 minutos 1 cucharada de regaliz, achicoria, grama, agracejo y fucus.
2. A continuación, 1 cucharada de saúco y malva.
3. Apagar el fuego y dejar reposar 7 minutos.
4. Tomar 2 tazas al día, mañana y noche.
5. Estas cantidades son para 2 días. Conservar en el frigorífico y calentar un poco antes de tomar.
6. Endulzar con miel.

✚ Enema

Ingredientes

- achicoria (r.) 1 cda.
- regaliz (r.) 1 cda.
- grama (r.) 1 cda.
- aloe vera (jugo puro) 1 cda.
- aceite oliva (AOVE) 1 cda.

Preparación

1. Hervir en 0,3 litros de agua durante 18 minutos una cucharada de cada una de las plantas.
2. Dejar reposar 7 minutos.
3. Colar y templar.
4. Añadir 1 cucharada de aloe vera y un chorrito de aceite de oliva virgen extra.
5. Aplicar y mantener unos minutos.

✚ Infusión

Ingredientes

- ajedrea (s. fl.) 1 cda.
- hinojo (sm. machacadas) 1 cda.
- milenrama (fl.) 1 cda.
- azahar (fl.) 1 cda.
- régano (s. fl.) 1 cda.
- salvia (s. fl.) 1 cda.
- manzanilla (fl.) 1 cda.

Preparación

1. Desmenuzar bien las plantas secas.
2. Hervir 1 litro de agua.
3. Añadir 1 cucharadita de cada planta.
4. Hervir 3 minutos y dejar reposar 9 minutos.
5. Colar y conservar en un termo.
6. Tomar 3 tazas al día después de las comidas.
7. Endulzar si se desea.

✚ Jarabe

Ingredientes

- azahar (fl.) 1 cda.
- hinojo (sm.) 1 cda.
- tomillo (s. fl.) 1 cda.
- miel de azahar 1 cda.
- gelatina 1 cda.

Preparación

1. Hervir 1 cucharada de cada planta durante 18 minutos en 0,4 litros de agua. Dejar reposar 9 minutos.
2. Colar bien.
3. Añadir 250 g de miel de azahar cuando el agua esté templada.
4. En un poco de agua caliente diluir media cucharadita de gelatina y mezclar, mover o batir hasta conseguir una textura de jarabe.
5. Tomar 1 cucharada 3 o 4 veces al día durante 1 mes y repetir el tratamiento si es necesario.

✚ Vino

Ingredientes

- vino blanco 0,75 l
- melisa (s. fl.) 1 cda.
- azahar (fl.) 1 cda.
- manzanilla (fl.) 1 cda.

Preparación

1. Calentar el vino sin llegar a ebullición.
2. Añadir 2 cucharadas de cada una de las plantas y dejar calentar 5 minutos.
3. Macerar durante 9 días y filtrar.
4. Tomar 3 copitas al día con las comidas.
5. Se conserva y toma frío.

Colitis y diarreas

Hay que tener en consideración que las colitis, sean cuales sean sus causas, y la parte del aparato digestivo afectada son la expresión de la necesidad de eliminar tóxicos por parte de nuestro organismo, por lo que creo que no se deben cortar en las primeras 24 horas.

✚ Remedio casero

Ingredientes

- limón 1 ud.
- tintura madre de propóleo 1 cda.
- bicarbonato potásico 1 cda.

Preparación

1. Cortar el limón en cruz.
2. Hervirlo durante 45 minutos en 1,5 litros de agua.
3. Retirar el limón.
4. Templar y añadir al agua del cocimiento 8 gotas de tintura madre de propóleo y ½ cucharadita de bicarbonato. Remover.
5. Tomar a sorbos durante el día.

✚ Cocimiento

Ingredientes

- fresno (c.) 1 cda.
- brezo (c.) 1 cda.
- olmo (c.) 1 cda.
- enebro (fr.) 1 cda.
- genciana (r.) 1 cda.
- centaura menor (r.) 1 cda.
- escaramujo (fr. majado) 1 cda.

Preparación

1. Desmenuzar bien las plantas secas.
2. En 1 litro de agua, añadir 1 cucharada de cada planta.
3. Hervir 14 minutos y dejar reposar 9 minutos más.
4. Colar y conservar en un termo.
5. Tomar 3 o 4 tacitas al día a sorbos.
6. Se puede endulzar si se desea.

✚ Infusión

Ingredientes

- pie de león (h. y fl.)
- llantén (h. y fl.)
- salicaria (s. fl.)
- ortiga (h.)
- ulmaria (h. y fl.)
- verbena (s. fl.)
- espino blanco (h.)

Preparación

1. Desmenuzar bien las plantas secas.
2. Hervir 1,2 litros de agua.
3. Añadir 1 cucharada de cada planta.
4. Hervir 3 minutos y dejar reposar 12 minutos.
5. Colar y conservar en un termo.
6. Tomar 4 tacitas al día a sorbos.

Descubre en la naturaleza la mejor medicina

✚ Jarabe vínico

Ingredientes

- vino tinto 0,75 l
- escaramujo (fr.) 1 cda.
- llantén (h. y fl.) 1 cda.
- pie de león (h. y fl.) 1 cda.
- salicaria (s. fl.) 1 cda.
- ortiga (h.) 1 cda.
- miel pura de roble o encina 1 cda.
- espesante 1 cdta.

Preparación

1. Hervir 1 cucharada de cada una de las plantas en el vino durante 27 minutos y dejar reposar 18 minutos más.
2. Colar.
3. Disolver 1 cucharadita de espesante (gelatina, agar-agar, etc.) en un poco de vino caliente.
4. Añadir el espesante y la miel.
5. Batir o mover bien hasta conseguir el espesor deseado.
6. Tomar 4 o 5 cucharadas al día.

Colon irritable y Crohn

✚ Cocimiento

Ingredientes

- escaramujo (fr.) 1 cda.
- roble (c.) 1 cda.
- fresno (c.) 1 cda.
- olmo (c.) 1 cda.
- nogal (c.) 1 cda.

Preparación

1. En 1 litro de agua añadir 1 cucharada de cada planta.
2. Hervir 18 minutos y dejar reposar 9 minutos.
3. Colar y conservar en un termo.
4. Tomar a sorbos durante el día.

✚ Supositorio de aloe y propóleo

Recomendación muy útil y eficaz.

Cortar un trozo de 3 x 1 cm de la pulpa de aloe vera, redondear un poco a lo largo, impregnarlo con varias gotas de tintura madre de propóleo e introducir a fondo (vía anal). Tratar de mantenerlo el mayor tiempo posible.

Hemorroides

Uso interno

✚ Infusión

Ingredientes

- cardo mariano (fr.) 1 cda.
- milenrama (fl.) 1 cda.
- cola de caballo (pl.) 1 cda.
- salvia (h. y fl.) 1 cda.
- ortiga (h.) 1 cda.
- bolsa de pastor (s. fl.) 1 cda.
- castaño de Indias (h.) 1 cda.

Preparación

1. Desmenuzar bien las plantas secas.
2. Hervir 1,5 litros de agua.
3. Añadir 1 cucharada de cada planta.
4. Hervir las plantas durante 3 minutos y dejar reposar 9 minutos más.
5. Colar y conservar en un termo o en frío.
6. Tomar 3 tazas al día unos 15 minutos antes de las comidas, o bien 4 tacitas a lo largo del día en ayunas.

Uso externo

✚ Baño de asiento
✚ Cocimiento

Ingredientes

- cola de caballo (h.) 3 cdas.
- milenrama (fl.) 3 cdas.
- caléndula (fl.) 3 cdas.
- roble (c.) 3 cdas.
- encina (c.) 3 cdas.

Preparación

1. Desmenuzar bien las plantas secas.
2. Hervir, en 3 litros de agua, primero el roble y la encina durante 18 minutos. A continuación, añadir el resto de las plantas y seguir hirviendo 9 minutos más.
3. Dejar reposar 8 minutos.
4. Colar y verter en un barreño adecuado.
5. Sumergir la parte inferior del tronco y mantener 18 minutos.

✚ Cataplasma

Ingredientes

- cola de caballo (h.) 3 cdas.
- milenrama (fl.) 3 cdas.
- caléndula (fl.) 3 cdas.
- roble (c.) 3 cdas.
- encina (c.) 3 cdas.

Preparación

1. Escurrir las plantas del baño anterior.
2. Batir y espesar.
3. Colocar entre dos telas o gasas y aplicar durante al menos 45 minutos o toda la noche.

✚ Cataplasma de aloe vera

Ingredientes

- aloe vera
- propóleo 3 got.

Preparación

1. Cortar un trozo pequeño de la pulpa de aloe vera y añadir 3 gotas de propóleo.
2. Colocar entre 2 gasas, aplicar y mantener toda la noche.

✂ Cándidas

✚ Jugo

Ingredientes

- aloe vera (pulpa) 100 g
- kalanchoe (h.) 100 g
- jengibre fresco 10 g
- propóleo TM 9 got
- 1 limón

Preparación

1. Batir y exprimir el aloe y el kalanchoe.
2. Majar en un mortero el jengibre fresco, añadir 0,1 l de agua caliente y dejar enfriar.
3. Colar y juntar con el jugo del aloe y el kalanchoe.
4. Añadir 9 gotas de tintura madre de propóleo y el jugo de 1 limón.
5. Batir todo y conservar en frigorífico.
6. Tomar 0,03 litros (1 chupito) 3 veces al día en ayunas.

✚ Infusión

Ingredientes

- tomillo (s. f.) 1 cda.
- laurel (h.) 1 cda.
- uña de gato (c.) 1 cda.
- cola de caballo (pl.) 1 cda.
- orégano (fr.) 1 cda.
- achicoria (r.) 1 cda.
- albahaca (h.) 1 cda.

Preparación

1. Desmenuzar bien las plantas secas.

Descubre en la naturaleza la mejor medicina

2. En 1,5 litros de agua poner a hervir durante 14 minutos la achicoria y la uña de gato. A los 14 minutos, añadir el resto de las plantas. Apagar el fuego y dejar reposar 12 minutos.

3. Colar y conservar en un frasco de cristal bien cerrado en el frigorífico.

4. Tomar 1 tacita 2 o 4 veces al día.

✂ Parásitos intestinales

Adultos. Uso interno

✚ Infusión

Ingredientes

- artemisa (s. fl.) 1 cda.
- nogal (h.) 1 cda.
- hipérico (s. fl.) 1 cda.
- estragón (s. fl.) 1 cda.
- tomillo (s. fl.) 1 cda.
- menta (s. fl.) 1 cda.
- genciana (r.) 1 cdta.

Preparación

1. Desmenuzar bien las plantas secas.
2. En 1 litro de agua hirviendo poner las plantas, dejar hervir 5 minutos y luego dejar reposar 9 minutos.
3. Colar.
4. Tomar 3 tacitas al día en ayunas durante 3 días. No endulzar.

Cataplasma. Uso externo

✚ Cocimiento

Ingredientes

- artemisa (s. fl.) 1 cda.
- ajenjo (s. fl.) 1 cda.
- santolina (s. fl.) 1 cda.

Preparación

1. Hervir en 0,15 litros de agua 1 cucharada de cada planta durante 14 minutos.

2. Escurrir y batir las plantas hasta obtener una papilla densa. Si es preciso añadir un poco de harina de avena o de cebada.
3. Colocar la pasta entre dos telas o gasas.
4. Aplicar sobre el vientre y dejar 25 minutos.

✂ Tenia

✚ Jugo

Ingredientes

- zanahoria fresca (r.) 250 g
- calabaza fresca 200 g
- ruibarbo fresco (raíz) 50 g
- diente de ajo negro 1 ud.

Preparación

1. Cocer en 1 litro de agua durante 35 minutos la calabaza y las raíces de zanahoria y ruibarbo.
2. Colar y escurrir.
3. Batir las plantas y exprimir bien para conseguir un jugo.
4. Tomar y masticar 1 diente de ajo negro y ½ vaso del jugo al levantarse por las mañanas, en ayunas.
5. Lo que sobre del preparado se conserva en el frigorífico. Volver a calentar antes de tomar.

✚ El remedio de la abuela

Ingredientes

- pipas de calabaza 9 uds.
- miel pura 1 cda.

Preparación

1. Mezclar las pipas peladas y enteras en la miel pura.
2. Ingerir sin masticar. Tragar las pipas enteras.
3. La tenia tiene que salir entera.

Área hepatobiliar

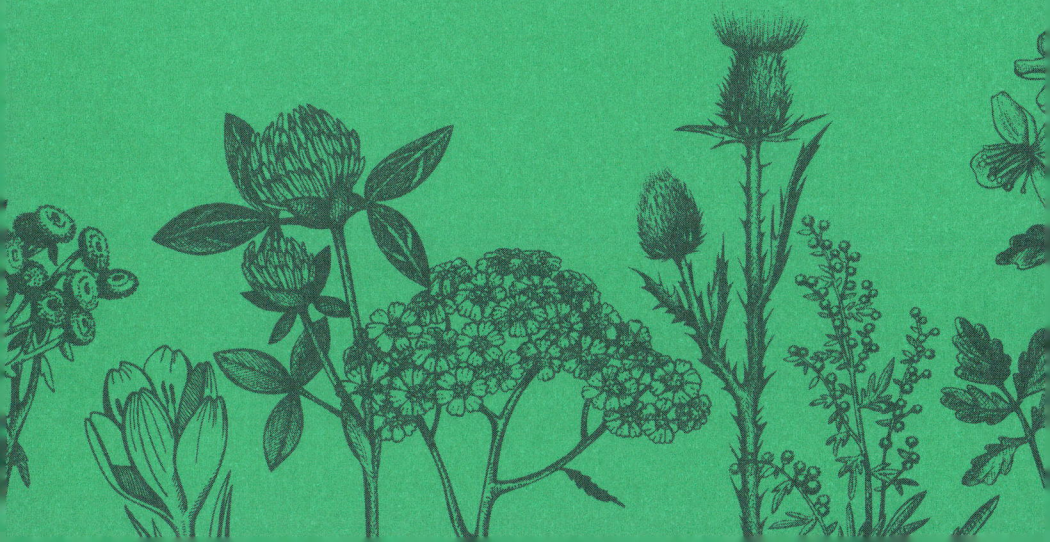

✚ Infusión 1

Ingredientes

- cardo mariano (fr.) 40 g
- cola de caballo (pl.) 40 g
- diente de león (h. y fl.) 40 g
- cúrcuma (r.) 20 g
- corazoncillo (s. fl.) 20 g
- boldo (h.) 20 g
- salvia (h. y fl.) 30 g

Preparación

1. Desmenuzar bien las plantas secas y mezclarlas.
2. Añadir 1 cucharada de la mezcla en 1 taza de agua de 0,3 litros o 4 cucharadas por 1 litro de agua.
3. Hervir 3 minutos y dejar reposar 9 minutos más.
4. Tomar 3 tazas de tónico hepático al día antes de las comidas durante 4 semanas.
5. Endulzar al gusto con miel o panela.

✚ Infusión 2

Ingredientes

- ortiga (h.) 1 cda.
- alcachofera (h.) 1 cda.
- achicoria (r. y fl.) 1 cda.
- abedul (c.) 1 cda.
- cola de caballo (pl.) 1 cda.
- manzanilla (fl.) 1 cda.
- caléndula (fl.) 1 cda.

Preparación

1. Desmenuzar bien las plantas secas.
2. Hervir 1,5 litros de agua.
3. Añadir 1 cucharada de cada planta.
4. Hervir 5 minutos y dejar reposar 9 minutos.
5. Colar y conservar la infusión hepatodepurativa en un termo o en el frigorífico.
6. Tomar 2 o 3 tazas al día antes de las comidas, en caliente, durante 4 semanas.

Descubre en la naturaleza la mejor medicina

Otras plantas recomendables para mantener la salud del hígado

- celidonia
- romero (s. fl.)
- milenrama (s. fl.)
- hepática
- llantén
- malva (fl.)

- desmodium
- verbena (s. fl.)
- acedera
- aleluya
- menta

Hepatitis

✚ Cocimiento

Ingredientes

- romero (s. fl.) 1 cda.
- celidonia (s. fl.) 1 cda.
- hipérico (s. fl.) 1 cda.
- caléndula (fl.) 1 cda.

- ortiga (h.) 1 cda.
- achicoria (r.) 1 cda.
- verbena (s. fl.) 1 cda.

Preparación

1. Desmenuzar bien las plantas secas y mezclarlas.
2. En 1,5 litros de agua añadir 1 cucharada de cada planta.
3. Hervir durante 7 minutos y dejar reposar 9 minutos.
4. Colar y conservar en un frasco de cristal bien cerrado en el frigorífico.
5. Tomar 3 tazas al día antes de las comidas durante 4 semanas, descansar 1 y continuar otras 4.

Cálculos biliares

✚ Cocimiento. Infusión

Ingredientes

- alcachofera (h.) 1 cda.
- boldo (h.) 1 cda.
- agracejo (c.) 1 cda.
- cúrcuma (r.) 1 cda.
- milenrama (fl.) 1 cda.
- orégano (fl.) 1 cda.
- romero (h.) 1 cda.

Preparación

1. Desmenuzar bien las plantas secas y mezclarlas.
2. Hervir 1,5 litros de agua y, cuando hierva, poner durante 5 minutos la cúrcuma y el agracejo.
3. Añadir el resto de las plantas y mantener el hervor 4 minutos más.
4. Apagar el fuego y dejar reposar 9 minutos.
5. Colar y conservar en un frasco bien cerrado en el frigorífico. Esta preparación alcanza para 2 días.
6. Tomar 3 tazas al día en ayunas durante 6 semanas.

Cálculos de vesícula

✚ Cocimiento

Ingredientes

- diente de león (r.) 1 cda.
- abedul (c.) 1 cda.
- cardo mariano (sm.) 2 cdas.
- ortiga (r.) 1 cda.
- achicoria (r.) 1 cda.
- arenaria (pl.) 2 cdas.
- vara de oro (s. fl.) 2 cdas.

Preparación

1. Desmenuzar bien las plantas secas y mezclarlas.
2. Poner a hervir durante 14 minutos las plantas en 1,8 litros de agua y después dejar reposar 9 minutos.
3. Colar y conservar en un termo o en el frigorífico. Esta preparación alcanza para 2 días.
4. Tomar 1 taza antes de cada comida durante 6 semanas.

Descubre en la naturaleza la mejor medicina

✚ Cocimiento de raíces

Ingredientes

- achicoria (r.) 2 cdas.
- grama (r.) 2 cdas.
- rusco (r.) 2 cdas.
- cardo corredor (r.) 2 cdas.
- diente de león (r.) 2 cdas.
- saponaria (r.) 2 cdas.

Preparación

1. En 2 litros de agua, añadir 2 cucharadas de cada una de las raíces previamente desmenuzadas.
2. Poner a hervir 14 minutos y dejar reposar otros 14 minutos.
3. Colar y conservar en un frasco bien cerrado en el frigorífico.
4. Tomar 1 taza antes de cada comida hasta que desaparezca la coloración en ojos y piel.

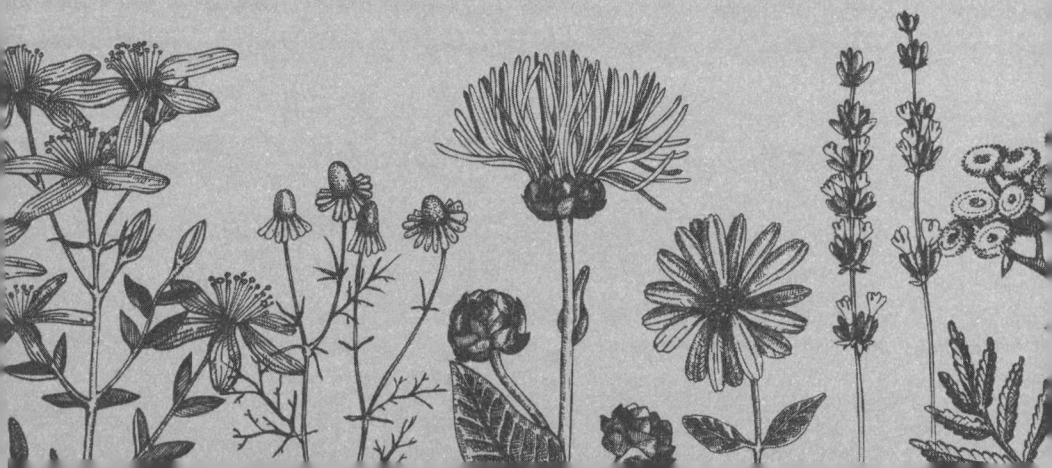

Área glandular

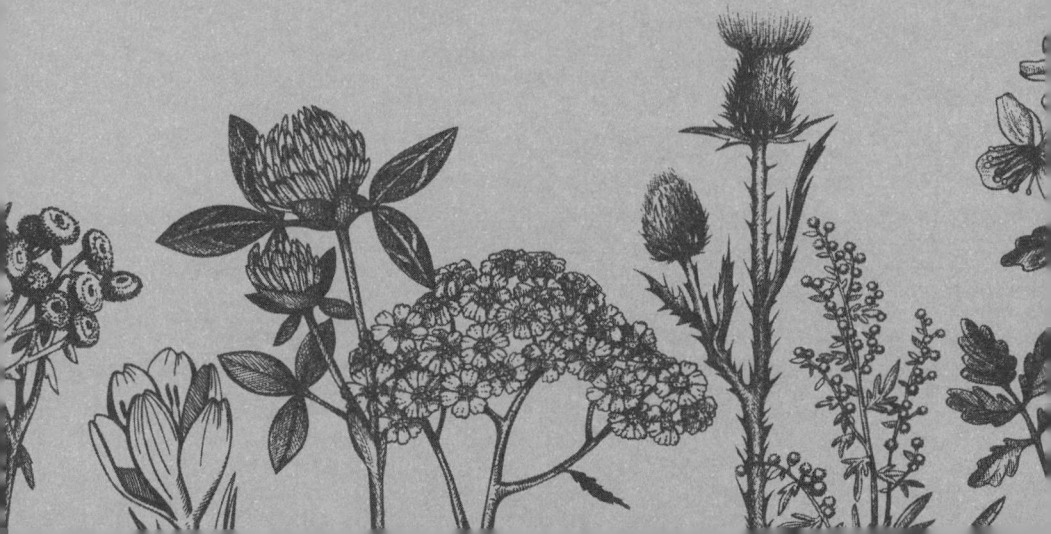

Los beneficios de estas plantas nos ayudan a mantener en buen estado las glándulas:

- espino blanco
- milenrama
- caléndula
- fucus
- cola de caballo
- llantén
- diente de león
- pasionaria

- salvia
- menta
- hinojo
- nogal
- romero
- malva
- orégano

Tiroides

⊗ Hipotiroidismo

⊕ Infusión

Ingredientes
- melisa (s. fl.) 30 g
- ortiga (h. y r.) 30 g
- pasiflora (h. y fl.) 30 g
- milenrama (fl.) 30 g

- verbena (s. fl.) 30 g
- diente de león (r. y h.) 30 g
- orégano (fl.) 30 g

Preparación
1. Desmenuzar bien las plantas secas y mezclarlas a partes iguales.
2. En 1 litro de agua añadir 6 cucharadas soperas de la mezcla.
3. Hervir 3 minutos y dejar reposar 14 minutos.
4. Colar y conservar en termo.
5. Tomar 3 tazas al día, más o menos 15 minutos antes de las comidas.

⊹ Cocimiento con algas

Ingredientes

- fucus ves. 10 g
- laminaria 10 g
- kombu 10 g

Preparación

1. Poner las algas secas en remojo durante 1 noche.
2. A la mañana siguiente, calentar en 1,5 litros de agua 1 puñado de cada alga hasta llevar a ebullición.
3. Apagar, colar y conservar en frío.
4. Tomar 2 tacitas al día, mañana y noche, durante 4 semanas. Descansar 1 semana y reanudar el tratamiento.

⊹ Cataplasma

Ingredientes

- fucus ves. 10 g
- laminaria 10 g
- kombu 10 g

Preparación

1. Escurrir bien y calentar las algas del cocimiento anterior en una sartén a fuego bajo.
2. Colocar entre dos telas o gasas o en un saquito alargado.
3. Aplicar alrededor del cuello.
4. Mantener 36 minutos.
5. La cataplasma se puede calentar y aplicar una segunda vez a las 24 horas.

⊗ Bocio

⊹ Cataplasma de algas

Ver el apartado anterior en esta misma página

✚ Cataplasma de plantas

Ingredientes

- malva (h. y fl.) 10 g
- caléndula (h. y fl.) 10 g
- milenrama (fl.) 10 g
- cola de caballo (h.) 10 g
- llantén (h. y fl.) 10 g

Preparación

1. Desmenuzar bien las plantas secas.
2. En 1 litro de agua añadir 1 puñado de cada planta.
3. Hervir 9 minutos y dejar reposar 9 minutos más.
4. Colar y escurrir bien.
5. Batir hasta espesar.
6. Colocar entre 2 telas o gasas o en un saquito alargado.
7. Colocar alrededor del cuello y mantener puesto 35 minutos 1 vez al día durante 6 semanas.

✿ Bazo

✚ Cocimiento

Ingredientes

- agrimonia (s. fl.) 1 cda.
- galio (h.) 2 cdas.
- ortiga (r.) 1 cda.
- fumaria (pl.) 2 cdas.
- salvia (h. y fl.) 1 cda.
- romero (h. y fl.) 1 cda.
- diente de león (h. y fl.) 1 cda.

Preparación

1. Desmenuzar bien las plantas secas.
2. En 1,5 litros de agua añadir las plantas en las dosis recomendadas.
3. Hervir 7 minutos y dejar reposar otros 7 minutos.
4. Colar y conservar en bote o frasco bien cerrado en el frigorífico.
5. Tomar 1 taza antes de las comidas principales.
6. Calentar antes de tomar y endulzar al gusto.

Descubre en la naturaleza la mejor medicina

✚ Cocimiento

Ingredientes

- cincoenrama (pl.) 1 cda.
- ortiga (r. y h.) 1 cda.
- vara de oro (s. fl.) 1 cda.
- achicoria (r. y h.) 1 cda.
- salvia (h. y fl.) 1 cda.
- diente de león (h. y fl.) 1 cda.
- galio (h. y fl.) 1 cda.

Preparación

1. Desmenuzar bien las plantas secas.
2. En 1,5 litros de agua añadir una cucharada de cada una de las plantas.
3. Hervir 5 minutos y dejar reposar 9 minutos más.
4. Colar y conservar en un bote bien cerrado en la nevera. La mezcla alcanza para 3 días.
5. Tomar 2 tazas al día, mañana y noche, durante 6 semanas.

Son también muy útiles las hierbas suecas (o amargo sueco). Echa un vistazo al libro *Salud de la botica del Señor*, de Maria Treben.

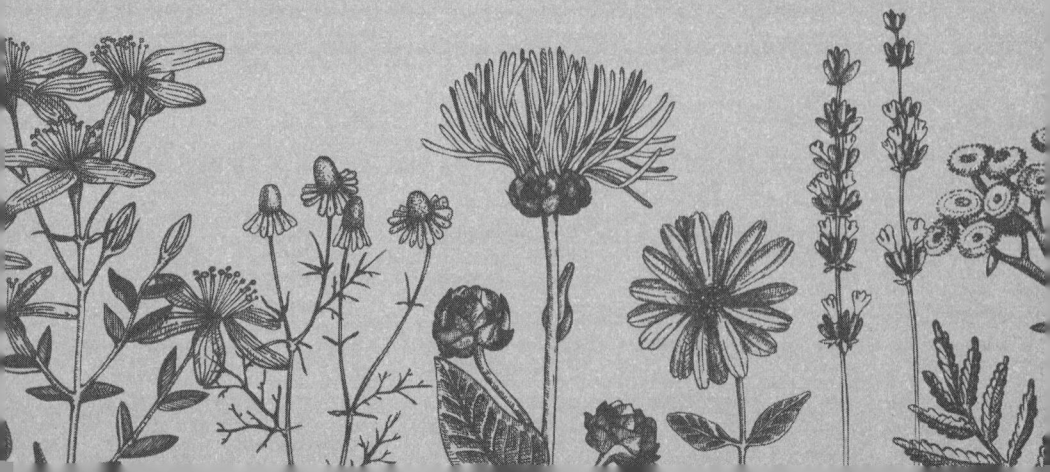

Área cardiovascular

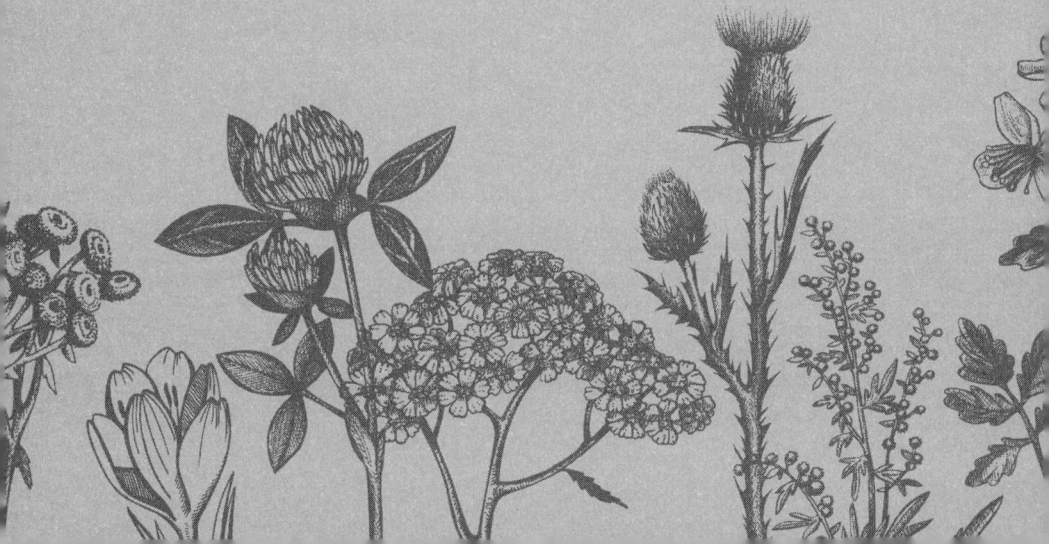

Corazón

✚ Fórmula tónico-cordial. Insuficiencias. Infusión

Ingredientes

- romero (h. y fl.) 1 cdta.
- lavanda (fl.) 1 cdta.
- espino blanco (h.) 1 cdta.
- milenrama (fl.) 1 cdta.
- melisa (s. fl.) 1 cdta.
- cola de caballo (h.) 1 cdta.
- primavera (h. y fl.) 1 cdta.

Preparación

1. Desmenuzar bien las plantas secas a partes iguales.
2. En 1 litro de agua, añadir 1 cucharadita colmada de cada una de las plantas.
3. Hervir 3 minutos y dejar reposar 9 minutos.
4. Colar y conservar en un termo.
5. Tomar 3 o 4 tacitas al día a sorbitos en ayunas.

✚ Cataplasma tónica. Cocimiento

Ingredientes

- romero (s. fl.) 1 cda.
- lavanda (fl.) 1 cda.
- zurrón de pastor (pl.) 1 cda.
- ruda (h.) 1 cda.

Preparación

1. En 0,5 litros de agua añadir una cucharada sopera de cada planta.
2. Hervir 16 minutos y dejar reposar 8 minutos.
3. Colar y escurrir las hierbas.
4. Batir hasta obtener una textura de masa espesa. Poner entre 2 telas o gasas.
5. Colocar sobre el corazón, sujetar y dejar actuar 18 minutos.
6. Si es preciso, aplicar cada 2 días durante 8 días.

✚ Pomada cordial (simple)

Ingredientes

- aceite de onagra o sésamo 80 g
- cera virgen 18 g
- romero (ac. es.) 7 got
- lavanda (ac. es.) 9 got
- melisa (ac. es.) 9 got
- caléndula (ac. es.) 6 got
- ruda (ac. es) 5 got

Preparación

1. Calentar el aceite al baño maría a fuego medio.
2. Añadir en caliente la cera virgen hasta diluir totalmente.
3. A temperatura no superior a 35 °C ir mezclando los aceites esenciales, mientras se remueve para que se mezclen bien.
4. Envasar en un recipiente adecuado.
5. Aplicar con fricción (masaje) suave sobre la zona 2 o 3 veces al día hasta conseguir alivio.

✚ Pediluvios alternos (frío–caliente). Cocimiento

Ingredientes

- castaño de Indias (h.) 10 g
- milenrama (fl.) 10 g
- muérdago (h. y y.) 10 g

Preparación

1. Hervir, en 2 litros de agua, 1 puñado de cada planta durante 18 minutos.
2. Colar y verter el cocimiento caliente en un barreño pequeño, pero en el que puedan entrar los 2 pies. Mantener lo más caliente que se pueda soportar.
3. En otro barreño igual, que colocaremos a la izquierda al lado del anterior, verter más o menos 2,5 litros de agua fría. Lo más fría que se pueda soportar, sin excederse.
4. Sumergir los pies primero en el agua fría y mantener 5 segundos.
5. A continuación, sumergir los pies en el agua del cocimiento caliente durante 5 minutos.
6. ¡Recuerda! Primero agua fría, luego agua caliente.
7. Realizar el baño 3 veces seguidas cada 2 días durante 1 mes.
8. Al finalizar abrigar bien los pies.

El baño frío-caliente alterno también resulta muy útil sin cocimiento de plantas, ya que activa la circulación.

✂ Arritmia. Palpitaciones

✚ Infusión

Ingredientes

- espino blanco (h.) 1 cdta.
- marrubio (h.) 1 cdta.
- pasionaria (h.) 1 cdta.
- lavanda (fl.) 1 cdta.
- azahar (fl.) 1 cdta.
- orégano (fl.) 1 cdta.
- fumaria (pl.) 1 cdta.

Preparación

1. Desmenuzar bien las plantas secas .
2. En 1 litro de agua añadir 1 cucharadita de cada una de las plantas.
3. Hervir 3 minutos y dejar reposar 9 minutos.
4. Colar y conservar en un termo.
5. Tomar 3 tacitas al día a sorbos en ayunas (0,15 litros) durante 4 semanas.
6. Se puede endulzar si se desea.

Dada la relación directa entre el corazón y el riñón, cualquier tratamiento debe garantizar que el riñón esté en perfecto funcionamiento. Ver página 108.

✂ Circulación de la sangre

✚ Infusión activadora

Ingredientes

- cola de caballo (pl.) 1 cda.
- cardo mariano (fr.) 1 cda.
- milenrama (fl.) 1 cda.
- castaño de Indias (h.) 1 cda.
- espino blanco (h. y c.) 1 cda.
- vinca M. (h.) 1 cda.
- ulmaria (pl.) 1 cda.

Preparación

1. Desmenuzar bien las plantas secas.
2. En 1,5 litros de agua añadir una cucharada de cada una de las plantas.

3. Hervir 5 minutos y dejar reposar 9 minutos.
4. Colar y conservar en un bote bien cerrado en el frigorífico. La preparación alcanza para 2 días.
5. Tomar 3 tazas al día fuera de las comidas durante 6 semanas. Endulzar si se desea.

✚ Baños de pies alternos (frío-caliente)
Ver apartado anterior en la página 143.

✂ Depuración de la sangre

✚ Infusión

Ingredientes

- ortiga (r. y h.) 2 cdas.
- bardana (r.) 1 cda.
- primavera (h. y fl.) 2 cdas.
- vara de oro (s. fl.) 2 cdas.
- verónica (h. y fl.) 1 cda.
- saúco (c.) 1 cda.
- abedul (c.) 1 cda.

Preparación

1. Desmenuzar bien las plantas secas.
2. En 2 litros de agua, añadir 1 cucharada o 2 según la fórmula.
3. Poner a hervir 1 cucharada de corteza de saúco y otra de abedul y 1 de la raíz de la bardana, durante 7 minutos.
4. Añadir el resto de plantas y dejar 3 minutos más de ebullición. Apartar del fuego y dejar reposar 9 minutos.
5. Tomar 2 tazas al día, por la mañana y por la noche, en ayunas durante 6 semanas. Endulzar si se desea.
6. Esta proporción alcanza para 3 días.

Recomendaciones generales:

1. Comer con frecuencia berros, apio y rabanitos, ya que favorecen la depuración sanguínea.
2. Beber el jugo de dichas plantas frescas: 0,05 litros por la mañana al levantarse y 0,05 litros antes de acostarse. Se puede diluir en un poco de agua si se desea.

3. También se recomienda el refresco de jengibre y limón:

- Hervir en 1 litro de agua durante 9 minutos 8 g de raíz de jengibre fresco rallada.
- Después añadir el zumo de 3 limones.
- Envasar y guardar en frío.
- Diluir al 20% en agua fresca.
- Tomar 1 litro al día, durante 7 días, descansar otros 7 días y volver a tomar otros 7 días, hasta completar cuatro semanas de tomas.

✂ Hipertensión

✚ Cocimiento

Ingredientes

- espino blanco (h. y c.) 2 cdas.
- lavanda (fl.) 2 cdas.
- olivo (h.) 2 cdas.
- cola de caballo (pl.) 1 cda.
- milenrama (s. fl.) 1 cda.
- bolsa de pastor (pl.) 1 cda.
- ortiga (h.) 1 cda.

Preparación

1. Desmenuzar bien las plantas secas.
2. En 2 litros de agua, poner a hervir las cucharadas correspondientes de cada planta, durante 9 minutos con la tapa puesta y dejar reposar otros 9 minutos.
3. Colar y conservar en un bote bien cerrado en el frigorífico.
4. Tomar 4 tacitas al día a sorbos en ayunas.
5. Durante 14 días, descansar 7 días y volver a tomar otros 14 días.

✚ Vino de muérdago

Ingredientes

- vino blanco 0,75 ml
- muérdago 4 cdas.

Preparación

1. Poner las cucharadas del muérdago seco bien desmenuzado en el vino blanco.
2. Dejar macerar 9 días.
3. Tomar 2 copitas al día, antes de comidas y cenas, durante 4 semanas.

Descubre en la naturaleza la mejor medicina

✚ Infusión

Ingredientes

- cardo mariano (fr.) 1 cda.
- romero (h.) 1 cda.
- salvia (h. y fl.) 1 cda.
- castaño de Indias (c.) 1 cda.
- menta piperita (s. fl.) 1 cda.

Preparación

1. Desmenuzar bien las plantas secas.
2. En 1 litro de agua poner a hervir 5 minutos una cucharada del castaño de Indias.
3. Añadir una cucharada de cada una de las demás plantas, dejar hervir 3 minutos más y después reposar 8 minutos.
4. Colar y conservar en un bote bien cerrado en el frigorífico.
5. Tomar 3 tazas al día en ayunas, 1 antes de desayunar, otra antes de comer y otra antes de cenar. Endulzar con azúcar integral o panela.

❈ Colesterol

✚ Infusión

Ingredientes

- alcachofera (h.) 1 cda.
- diente de león (r.) 1 cda.
- ortiga (h. y r.) 1 cda.
- salvia (h. y fl.) 1 cda.
- caléndula (fl.) 1 cda.
- achicoria (r.) 1 cda.
- cola de caballo (pl.) 1 cda.

Preparación

1. Desmenuzar bien las plantas secas a partes iguales.
2. En 1,5 litros de agua, hervir 7 minutos las raíces de achicoria y diente de león, una cucharada de cada.
3. Añadir el resto de las plantas, una cucharada de cada una, dejar hervir 3 minutos más y dejar reposar 8 minutos.
4. Colar y conservar en un bote bien cerrado en el frigorífico.
5. Tomar 3 tazas al día, 15 minutos antes de las comidas, durante 4 semanas. Descansar 1 semana y tomar otras 4 semanas.

✚ Infusión

Ingredientes

- fumaria (pl.) 1 cda.
- espino blanco (h.) 2 cdas.
- milenrama (fl.) 2 cdas.
- cola de caballo (pl.) 2 cdas.
- llantén (h. y fl.) 1 cda.
- ulmaria (h. y fl.) 1 cda.
- verónica (h.) 1 cda.

Preparación

1. Desmenuzar bien las plantas secas.
2. Agregar en 2 litros de agua hirviendo las plantas según la dosis especificada. Hervir 3 minutos y dejar reposar 9 minutos.
3. Colar y conservar en un bote bien cerrado en el frigorífico. La preparación alcanza para 2 días.
4. Tomar en ayunas 4 tacitas al día (antes del desayuno, a media mañana, a media tarde y antes de la cena) a sorbos, durante 4 semanas.

✚ Cocimiento arbóreo

Ingredientes

- abedul (c.) 1 cda.
- fresno (c.) 1 cda.
- nogal (h. y c.) 1 cda.
- enebro (fr.) 1 cda.
- madroño (c.) 1 cda.
- saúco (c.) 1 cda.
- sauce (c.) 1 cda.

Preparación

1. Trocear bien las cortezas y majar los frutos en un mortero, todos secos.
2. En 1,25 litros de agua, añadir 1 cucharada de cada planta.
3. Hervir 18 minutos y dejar reposar 9 minutos.
4. Colar y conservar en un bote bien cerrado en el frigorífico.
5. Tomar 3 tacitas al día en ayunas antes del desayuno, comida y cena.
6. Mantener el tratamiento 4 semanas sin descansar.

Se pueden alternar las dos preparaciones anteriores semanalmente.

✚ Cocimiento

Ingredientes

- acedera (h.) 1 cda.
- ortiga (h. y r.) 1 cda.
- achicoria (h. y r.) 1 cda.
- agrimonia (s. fl.) 1 cda.
- pie de león (s. fl.) 1 cda.
- cola de caballo (pl.) 1 cda.
- fumaria (pl.) 1 cda.

Preparación

1. Desmenuzar bien las plantas secas.
2. En 1,5 litros de agua añadir una cucharada de cada planta.
3. Hervir 5 minutos y dejar reposar 9 minutos.
4. Colar y conservar en un bote bien cerrado en el frigorífico.
5. Tomar 3 tazas al día antes del desayuno, comida y cena durante 4 semanas. Descansar 1 y tomar otras 4.

✖ Diabetes

Dada la interrelación y afectación de la diabetes (sobre todo cuando el nivel de glucemia en sangre es alto) con el área cardiovascular y con el área renal, es muy conveniente complementar el tratamiento reductor de azúcar con:

1. La activación circulatoria. Ver página 144.
2. Un protector renal. Ver página 108.
3. Poner gran atención en la dieta.
4. Atender el páncreas. Ver página 139.

✚ Infusión 1 (hipoglucemiante)

Ingredientes

- salvia (h. y fl.) 1 cda.
- ortiga (r. y h.) 1 cda.
- diente de león (r. y h.) 1 cda.
- judías verdes (vainas) 1 cda.

- agrimonia (s. fl.) 1 cda.
- achicoria (r. y pl.) 1 cda.
- arándano (h.) 1 cda.

Preparación

1. Desmenuzar bien las plantas secas.
2. En 1,5 litros de agua añadir 1 cucharada de cada planta.
3. Hervir 5 minutos y dejar reposar 9 minutos.
4. Colar y conservar en frío.
5. Tomar 3 tazas al día en ayunas, antes de desayunar, comer y cenar, durante 3 semanas. Transcurrido este tiempo, tomar 2 tazas al día (mañana y noche) durante 2 semanas y continuar con 1 taza al día (al levantarse) durante 1 semana.
6. Calentar un poco antes de tomar y ¡no endulzar!

✚ Infusión 2

Ingredientes

- estevia (h.) 20 g
- pie de león (h. y fl.) 25 g
- vara de oro (s. fl.) 20 g
- zarza (h.) 30 g

- galega (h. y f.) 40 g
- vincapervinca (h.) 30 g
- tulsi (h.) 25 g

Preparación

1. Desmenuzar bien las plantas secas y mezclarlas.
2. Añadir 4 cucharadas de la mezcla en 1,25 litros de agua.
3. Hervir 1 minuto y dejar reposar 14 minutos.
4. Colar y poner en un termo.
5. Tomar toda la infusión durante el día a sorbos. Prepararla cada 2 días y tomarla durante 6 semanas.

✚ Cocimiento arbóreo

Ingredientes

- saúco (h.) 1 cda.
- olivo (h.) 1 cda.
- nogal (h.) 1 cda.
- roble (h.) 1 cda.
- enebro (fr.) 1 cda.

Preparación

1. Desmenuzar bien las hojas y majar bien los frutos.
2. En 1,5 litros de agua añadir 1 cucharada de cada planta.
3. Hervir 18 minutos y dejar reposar 5 minutos.
4. Colar y conservar en frío.
5. Tomar 2 tazas (0,25 litros) al día, mañana y noche, en ayunas, en días alternos, durante 4 semanas.
6. Esta proporción alcanza para 3 días.

Se puede alternar el cocimiento con la infusión 2, un día uno y el siguiente la otra.

✚ Leche de alpiste

Ingredientes

- semillas de alpiste 50 g

Preparación

1. Activar (remojar) el alpiste en 1 litro de agua durante 4 horas.
2. Al día siguiente calentar sin llegar a ebullición.
3. Batir bien y exprimir para conseguir el zumo.
4. Conservar en frigorífico.
5. Tomar 2 vasos al día, mañana y noche, en ayunas o durante el día a sorbos a lo largo de 4 semanas.

✚ Cocimiento

Ingredientes

- verónica (h. y c.) 1 cda.
- milenrama (fl.) 1 cda.
- caléndula (fl.) 1 cda.
- celidonia (s. fl.) 1 cda.
- ortiga (h. y r.) 1 cda.
- hipérico (s. fl.) 1 cda.
- ulmaria (h.) 1 cda.

Preparación

1. Desmenuzar bien las plantas.
2. En 1,5 litros de agua añadir una cucharada de cada planta.
3. Hervir 9 minutos y dejar reposar otros 9 minutos.
4. Colar y conservar en un bote bien cerrado en el frigorífico.
5. Tomar 3 tazas al día en ayunas media hora antes de las comidas.
6. Esta proporción alcanza para 2 días.

⊗ Hemocromatosis

- Exceso de hierro en sangre
- Retención de hierro en sangre

✚ Decocción

Ingredientes

- cola de caballo (pl.) 2 cdas.
- ortiga (h. y r.) 2 cdas.
- milenrama (fl.) 2 cdas.
- quina (c.) 1 cda.
- saponaria (r.) 1 cda.

Preparación

1. Hervir a fuego lento, en 2 litros de agua, durante 9 minutos, la raíz de ortiga, la corteza de quina y la raíz de saponaria en las cantidades indicadas.
2. Añadir el resto de las plantas, dejar hervir 3 minutos y dejar reposar 9 minutos.
3. Filtrar bien y conservar en frío.
4. Tomar 3 tazas al día en ayunas antes del desayuno, comida y cena durante 4 semanas. Descansar 1 semana y reanudar hasta reducir la ferritina.

Área respiratoria

Plantas

- pino
- llantén
- tomillo
- pulmonaria
- regaliz
- saúco
- ortiga

- violeta
- espliego
- tusilago
- gordolobo
- romero
- drosera
- licopodio

- eucalipto
- cola de caballo
- hipérico
- culantrillo
- malva
- malvavisco

- serpol
- liquen
- abedul
- salvia
- sauce
- primavera

Pulmón

El pulmón está conectado directamente con el riñón y algunas de las afecciones del pulmón se producen por acumulación de líquidos por el encharcamiento de este último. Es conveniente compaginar el remedio pulmonar con un activador renal-diurético para garantizar una mayor eficacia y una curación más rápida.

Pulmonía o neumonía

Cocimiento

Ingredientes

- serpol (s. fl.) 2 cdas.
- pulmonaria (h. y fl.) 2 cdas.
- tusilago (pl.) 1 cda.
- malva (fl. y h.) 1 cda.

- pino (y.) 2 cdas.
- ortiga (r. y h.) 1 cda.
- milenrama (fl.) 1 cda.

Preparación

1. Las plantas tienen que estar secas y bien desmenuzadas.
2. En 2 litros de agua añadir las plantas según las dosis indicadas en los ingredientes.
3. Hervir 14 minutos y dejar reposar 7 minutos.
4. Colar y conservar en un bote bien cerrado en el frigorífico.
5. Tomar 4 tazas (0,25 litros) al día en ayunas, a sorbos y caliente.
6. Añadir a cada toma 3 gotas de propóleo y 1 cucharada de miel.
7. Prolongar las tomas hasta la recuperación.

✚ Cataplasma. Cocimiento

Ingredientes

- tomillo (s. fl.) 10 g
- eucalipto (h.) 10 g
- lavanda (fl.) 10 g
- llantén (h. y fl.) 10 g
- harina de mostaza negra 10 g

Preparación

1. Poner a hervir en 0,5 litros de agua los ingredientes.
2. Dejar hervir 18 minutos.
3. Colar y escurrir.
4. Batir bien las plantas.
5. Añadir a lo batido 5 cucharadas de harina de mostaza negra.
6. Mezclar bien y colocar la *pasta* obtenida entre 2 telas o gasas.
7. Aplicar sobre el pecho y la espalda y dejar actuar 35 minutos. Si el apósito se enfría, calentar al vapor y volver a poner.

✚ Bálsamo (adultos)

Ingredientes

- aceite de romero 150 g
- cera virgen 15 g
- aceites esenciales de:
  - eucalipto 10 got.
- tomillo 14 got.
- gaulteria 5 got.
- mentol 5 got.
- pino 18 got.

Preparación

1. Poner a calentar el aceite de romero al baño maría.
2. Diluir la cera virgen completamente.
3. Apartar del fuego y, a temperatura ambiente, añadir los aceites esenciales.
4. Mover hasta mezclar bien.
5. Envasar en un recipiente adecuado y conservar en frío.
6. Aplicar sobre el pecho y la espalda antes de acostarse.

⊕ Jarabe (adultos). Cocimiento

Ingredientes

- tomillo (s. fl.) 2 cdas.
- serpol (s. fl.) 3 cdas.
- eucalipto (h.) 2 cdas.
- llantén (h.) 1 cda.
- malva (fl.) 2 cdas.
- tusilago (s. fl.) 1 cda.

- pulmonaria (h.) 3 cdas.
- vino tinto de buena calidad 1,5 l
- miel de eucalipto o tomillo ½ kg
- tintura de propóleo 9 got.
- aceite esencial de:
  - yemas de pino 18 got.

Preparación

1. Poner a hervir el vino a fuego medio.
2. Añadir todas las plantas y dejar hervir 18 minutos con el recipiente tapado.
3. Pasado ese tiempo bajar el fuego al mínimo y dejar en digestión otros 18 minutos, con el propósito de eliminar el alcohol por completo.
4. Colar bien.
5. Diluir la miel en caliente.
6. Añadir el aceite esencial de pino y 9 gotas de tintura madre de propóleo.
7. Si fuera necesario, se puede añadir una cucharadita de espesante alimentario (gelatina, agar-agar, etc.) previamente diluido en un poco de agua caliente.
8. Tomar de 4 a 6 cucharadas al día espaciadas durante 6 semanas.
9. Conservar en el frigorífico.

Descubre en la naturaleza la mejor medicina

✚ Jarabe (infantil)

Ingredientes

- panela (azúcar inte.) ½ kg
- gordolobo (s. fl.) 1 cda.
- tomillo (s. fl.) 1 cda.
- serpol (s. fl.) 1 cda.
- llantén (h.) 1 cda.
- drosera (pl.) 1 cda.
- pino (y.) 1 cda.
- malva (fl.) 1 cda.
- aceites esenciales de:
  - pino 9 got.
  - abedul 9 got.
  - tomillo 9 got.

Preparación

1. Las plantas tienen que estar secas y bien desmenuzadas.
2. Poner 1,5 litros de agua a calentar.
3. Cuando llegue a ebullición, echar las plantas y dejar que hiervan 18 minutos. Dejar reposar 9 minutos.
4. Colar bien y diluir la panela poco a poco hasta que no deje ningún rastro.
5. Añadir, si es preciso, 1 cucharadita de espesante, previamente diluida en un poco de agua caliente.
6. Añadir los aceites esenciales.
7. Tomar 4 o 5 cucharadas al día espaciadas durante 6 semanas.
8. Conservar en el frigorífico.

✚ Bálsamo pectoral (infantil)

Ingredientes

- vaselina neutra natural 200 g
- aceites esenciales de:
  - serpol 9 got.
  - eucalipto 5 got.
  - malva 14 got.
  - pino (y.) 14 got.
  - tomillo 9 got.

Preparación

1. Poner a calentar a fuego mínimo la vaselina.
2. Cuando esté licuada, apagar y añadir los aceites esenciales. Mezclar bien.
3. Dejar enfriar.
4. Aplicar por la mañana y antes de acostarse en el pecho y la espalda durante 2 semanas. Después otras 2 semanas solo al acostarse.

1. Recordar compaginar el tratamiento con la toma del preparado diurético (ver la página 102, «Infusión 2».
2. El enfisema se produce el hígado congestionado presiona sobre el pico inferior del pulmón. Tomar a la vez, o de manera alterna, el preparado hepatodepurativo (ver página 130, «Infusión 2».

✚ Infusión

Ingredientes

- llantén (h. y fl.) 1 cda.
- abedul (c.) 1 cda.
- diente de león (r. y h.) 1 cda.
- salvia (h. y fl.) 1 cda.
- malvavisco (r.) 1 cda.
- pino (y.) 1 cda.
- cola de caballo (pl.) 1 cda.
- romero (s. fl.) 1 cda.
- licopodio (r.) 1 cda.
- propóleo 3 got
- miel de tomillo o de eucalipto 1 cdta.

Preparación

1. Las plantas tienen que estar secas y bien desmenuzadas.
2. En 2 litros de agua poner a hervir durante 9 minutos las raíces de diente de león, licopodio, malvavisco y la corteza de abedul.
3. Añadir el resto de las plantas y dejar reposar 14 minutos.
4. Colar y conservar en un tarro bien cerrado en el frigorífico.
5. Tomar 4 tacitas (0,15 litros) al día.
6. Endulzar con miel de tomillo o eucalipto.
7. Añadir 3 gotas de propóleo por toma durante 6 semanas. Descansar 2 semanas y continuar las tomas hasta la recuperación total.

✚ Jarabe (adultos)

Consultar el apartado anterior (en la página 156).

✚ Cataplasma (uso externo)

Consultar el cataplasma para adultos de la página 155.

✚ Infusión

Ingredientes

- fárfara (h. y fl.) 1 cda.
- cola de caballo (pl.) 1 cda.
- malva (fl.) 1 cda.
- llantén (h. y fl.) 1 cda.
- caléndula (fl.) 1 cda.
- romero (h.) 1 cda.
- abedul (c.) 1 cda
- tintura de propóleo 3 got.

Preparación

1. Preparar las plantas secas y desmenuzadas a partes iguales.
2. En 1,5 litros de agua, añadir 1 cucharada de cada una de ellas.
3. Hervir 5 minutos y dejar reposar 9 minutos más.
4. Colar y conservar en un bote bien cerrado en el frigorífico.
5. Tomar 3 tazas al día en ayunas durante 6 semanas. Descansar 2 semanas y volver a tomar hasta la recuperación total . Si se desea, se puede endulzar con miel.
6. Añadir 3 gotas de tintura madre de propóleo por toma.

✚ Cataplasma

Ingredientes

- fárfara (h. y fl.) 1 cda.
- cola de caballo (pl.) 1 cda.
- malva (fl.) 1 cda.
- llantén (h. y fl.) 1 cda.
- caléndula (fl.) 1 cda.
- romero (h.) 1 cda.
- abedul (c.) 1 cda
- tintura de propóleo 3 got.

Preparación

1. Batir las plantas de la preparación anterior, bien escurridas, hasta conseguir una papilla.
2. Añadir un poco de harina de mostaza negra o fenogreco.
3. Mezclar hasta tener una textura espesa.
4. Poner la pasta entre 2 telas o gasas.
5. Aplicar en caliente sobre el pecho y la espalda y dejar actuar 35 minutos durante 6 semanas o hasta recuperación. La misma cataplasma se puede aplicar una segunda vez calentada.

✚ Infusión (infantil suave)

Ingredientes

- pino (y.) 1 cdta.
- tomillo (s. fl.) 1 cdta.
- drosera (s. fl.) 1 cdta.
- espliego (fl.) 1 cdta.
- romero (h.) 1 cdta.
- liquen l (pl.) 1 cdta.
- amapola (fl.) 1 cdta.

Preparación

1. Desmenuzar bien las plantas secas.
2. En 1,5 litros de agua hirviendo, añadir 1 cucharadita de cada planta.
3. Escaldar las plantas con el agua hirviendo, o ponerlas en el agua hirviendo, y dejar reposar 17 minutos.
4. Colar y conservar en un termo.
5. Durante 4 semanas, tomar 3 o 4 tacitas al día en ayunas, antes de desayunar, a media mañana, a media tarde y antes de cenar.
6. Endulzar con miel de eucalipto.

✚ Infusión (adultos)

Ingredientes

- eucalipto (h.) 1 cda.
- llantén (h. y fl.) 2 cdas.
- malva (fl.) 1 cda.
- tusilago (pl.) 2 cdas.
- serpol (s. fl.) 2 cdas.
- orégano (h. y fl.) 1 cda.
- mejorana (s. fl.) 1 cda.

Preparación

1. En 2 litros de agua hirviendo añadir las plantas secas y bien desmenuzadas según las cantidades indicadas.
2. Hervir 5 minutos y dejar reposar 12 minutos.
3. Colar y conservar en un termo o en frío, y calentar antes de cada toma. La proporción preparada alcanza para 2 días.
4. Tomar 4 tacitas al día espaciadas, en ayunas, antes de desayunar, a media mañana, a media tarde y antes de cenar. Cada tacita son 0,15 litros.
5. Endulzar con miel de eucalipto.

✚ Cocimiento

Ingredientes

- regaliz (r.) 1 cdta.
- ortiga (r.) 1 cda.
- violeta (r.) 1 cda.
- malvavisco (r.) 1 cda.
- saúco (c.) 1 cdta.
- llantén (r.) 1 cda.
- eucalipto (h.) 1 cda.
- tintura de propóleo 3 got.

Preparación

1. Las plantas tienen que ser secas y estar bien desmenuzadas.
2. En 1 litro de agua añadir las plantas según la dosis indicada.
3. Hervir durante 18 minutos y dejar reposar 5 minutos.
4. Tomar 2 tazas al día, mañana y noche, durante 4 semanas.
5. Añadir 3 gotas de tintura madre de propóleo en cada toma.
6. Endulzar con miel de tomillo.

✚ Cataplasma (uso externo)

Ingredientes

- regaliz (r.) 1 cdta.
- ortiga (r.) 1 cda.
- violeta (r.) 1 cda.
- malvavisco (r.) 1 cda.
- saúco (c.) 1 cdta.
- llantén (r.) 1 cda.
- eucalipto (h.) 1 cda.
- tintura de propóleo 3 got.

Preparación

1. Se utilizan las plantas del cocimiento anterior.
2. Proceder como en la página 155.
3. Aplicar sobre la parte superior del pecho y dejar actuar 25 minutos. Seguir el tratamiento durante 4 semanas.

✚ Jarabe (adultos)

Ver la elaboración indicada en la página 156.

✚ Jarabe infantil

Ingredientes

- saúco (fr.) 1 cda.
- pino (y.) 1 cda.
- primavera (h. y fl.) 1 cda.
- tomillo (s. fl.) 1 cda.
- romero (h.) 1 cda.

- amapola (p.) 1 cda.
- malva (fl.) 1 cda.
- llantén 1 cda.
- tintura de propóleo 18 got

Preparación

1. Las plantas tienen que estar secas y bien desmenuzadas.
2. En 1 litro de agua añadir 1 cucharada de cada una de las plantas.
3. Hervir 18 minutos.
4. Colar.
5. Añadir 300 g de panela y disolver totalmente.
6. Si es necesario se espesa con una cucharadita de agar-agar disuelta previamente en un poco de agua caliente.
7. Añadir 18 gotas de tintura madre de propóleo y mezclar bien.
8. Tomar 4 o 5 cucharadas soperas al día espaciadas durante 4 semanas.

Bálsamo pectoral (uso externo)

Ver la elaboración indicada en la página 155.

Catarros. Tos

✚ Infusión

Ingredientes

- tusilago (h. y fl.) 1 cda.
- pino (y.) 1 cda.
- primavera (h. y fl.) 1 cda.
- llantén (h. y fl.) 1 cda.
- malva (fl.) 1 cda.
- malvavisco (r.) 1 cda.
- serpol (s. fl.) 1 cda.

Preparación

1. Las plantas tienen que estar secas y bien desmenuzadas a partes iguales.
2. En 1,5 litros de agua añadir 1 cucharada de cada planta.
3. Hervir 3 minutos y dejar reposar 9 minutos.
4. Colar y conservar en bote o frasco de cristal bien cerrado en el frigorífico.
5. Tomar 3 tazas (0,25 l/u) al día antes de las comidas. Los niños, 2 tacitas (0,15 l/u) al día mañana y noche.
6. Endulzar con miel de eucalipto.

Tosferina

✚ Infusión

Ingredientes

- hinojo (s.) 1 cda.
- violeta (r.) 1 cda.
- malva (h. y fl.) 1 cda.
- pasiflora (h.) 1 cda.
- pino (y.) 1 cda.
- llantén (h. y fl.) 1 cda.
- serpol (s. fl.) 1 cda.

Preparación

1. Las plantas tienen que estar secas y bien desmenuzadas.
2. En 1,5 litros de agua, añadir 1 cucharada de cada planta.
3. Hervir 5 minutos el grano de hinojo y la raíz de violeta, después añadir el resto de las plantas y dejar reposar 14 minutos.
4. Colar y conservar en un termo o en frío, y calentar antes de cada toma.

5. Tomar 3 tacitas de la infusión al día a sorbos antes de las comidas hasta la recuperación. Endulzar con miel de tomillo.

⬛ Cataplasma

Ingredientes
- serpol (s. fl.) 10 g
- tomillo (s. fl.) 10 g
- eucalipto (h.) 10 g
- espliego (fl.) 10 g
- mostaza negra (sm.) 100 g

Preparación
1. Poner a hervir 0,3 litros de agua.
2. Añadir al agua 10 g de cada una de las plantas y dejar en ebullición 9 minutos.
3. Colar y escurrir.
4. Batir y añadir 1 cucharada de harina de mostaza negra.
5. Colocar entre dos telas o gasas y aplicar durante 20 minutos
6. Aplicar la cataplasma sobre el pecho antes de acostarse durante 14 días.

⬛ Bálsamo pectoral

Preparación
1. Ver la elaboración indicada en la página 155.
2. Aplicar en el pecho y la espalda antes de acostarse.

⊗ Alergias

Los procesos alérgicos son claramente dependientes del estado de las defensas orgánicas, por lo que se recomienda compaginar remedios para las dos áreas. Para profundizar en el tema de las defensas ver la página 62.

Descubre en la naturaleza la mejor medicina

✚ Infusión

Ingredientes

- manzanilla (fl.) 1 cda.
- elicriso (s. fl.) 1 cda.
- equinacea (r. y fl.) 1 cda.
- llantén (r. y h.) 1 cda.
- tomillo (s. fl.) 1 cda.
- salvia (h. y fl.) 1 cda.
- orégano (s. fl.) 1 cda.
- tintura de propóleo TM 3 got.

Preparación

1. Las plantas tienen que estar secas y bien desmenuzadas a partes iguales.
2. En 1,5 litros de agua, añadir 1 cucharada de cada planta.
3. Hervir 3 minutos y dejar reposar 9 minutos.
4. Colar y conservar en un bote o frasco ben cerrado en el frigorífico.
5. Endulzar con miel de romero.
6. Añadir 3 gotas de tintura madre de propóleo por taza.
7. Tomar 3 tazas al día (0,25 l/u) durante 4 semanas.

Remedios simples pero muy útiles:

1. Tomar un diente de ajo negro por las mañanas al levantarse y 0,03 litros de jugo puro de aloe vera.
2. Para las alergias básicas como polen, polvo, ácaros, etc., comenzar a tomar, a partir de noviembre, un grano de polen de abejas en un poco de zumo de naranja o limón. Ir añadiendo un grano por día, hasta llenar una cucharadita. Seguir tomando una cucharadita con el zumo todos los días hasta bien entrada la primavera.

⊗ Asma

Consultar la preparación para alergias en la página 164-165.

Garganta (infección)

✚ Infusión

Ingredientes

- amor de hortelano (pl.) 1 cda.
- salvia (h. y fl.) 1 cda.
- agrimonia (s. fl.) 1 cda.
- verbena (s. fl.) 1 cda.
- saúco (h.) 1 cda.
- propóleo 3 got.

Preparación

1. Las plantas tienen que estar secas y bien desmenuzadas a partes iguales.
2. En 1 litro de agua añadir una cucharada de cada planta.
3. Hervir 5 minutos y dejar reposar 15 minutos.
4. Colar y conservar en un termo o en frío y calentar antes de cada toma.
5. Añadir 3 gotas de tintura madre de propóleo y miel de tomillo.
6. Tomar en ayunas 3 tazas al día (antes del desayuno, comida y cena) a sorbos y caliente durante 4 semanas.

Garganta (inflamación). Laringitis

✚ Cocimiento

Ingredientes

- pino (y.) 1 cda.
- vara de oro (s. fl.) 1 cda.
- erísimo (s. fl.) 1 cda.
- pie de león (h. y fl.) 1 cda.
- gordolobo (s. fl.) 1 cda.
- malva (h. y fl.) 1 cda.
- agrimonia (s. fl.) 1 cda.
- violeta (r. y h.) 1 cda.
- serpol (s. fl.) 1 cda.

Preparación

1. Las plantas tienen que estar secas y bien desmenuzadas.
2. En 2 litros de agua añadir una cucharada de cada planta.
3. Hervir 9 minutos y dejar reposar otros 9 minutos.
4. Colar bien y conservar en un termo o en frío y calentar antes de cada toma.
5. Tomar 4 tacitas al día a sorbos espaciadas durante 4 semanas.
6. Endulzar con miel de espliego.

✚ Cataplasma

Con las plantas del cocimiento anterior bien escurridas, más una cucharada de harina de mostaza negra, preparar la cataplasma y aplicar alrededor del cuello.

✳ Afonía

✚ Infusión

Ver en la página 166 la elaboración para inflamaciones de garganta.

✚ Gargarismos

Ingredientes

- erísimo (pl.) 1 cda.
- agrimonia (s. fl.) 1 cda.
- zarza (h.) 1 cda.
- miel 2 cdas.
- tintura de propóleo 5 got.

Preparación

1. En 0,5 litros de agua añadir una cucharada colmada de cada planta.
2. Hervir 9 minutos.
3. Colar.
4. Añadir 2 cucharadas de miel.
5. Añadir 5 gotas de tintura madre de propóleo.
6. Hacer gargarismos dejando que permanezca en la boca 4 o 5 minutos cada buche.

Infusión

Ingredientes

- agrimonia (s. fl.) 1 cda.
- pie de león (h. y fl.) 1 cda.
- encina (c.) 1 cda.
- zarza (h.) 1 cda.
- pimpinela menor (pl.) 1 cda.
- tintura de propóleo 3 got.

Preparación

1. Las plantas tienen que estar secas y bien desmenuzadas.
2. En 1 litro de agua añadir una cucharada de cada planta.
3. Hervir 3 minutos y dejar reposar 15 minutos.
4. Colar y conservar en un termo.
5. Añadir 3 gotas de tintura madre de propóleo.
6. Tomar 4 tacitas al día, antes de desayunar, a media mañana, a media tarde y antes de cenar, hasta la desaparición de la amigdalitis.
7. Endulzar con un poco de miel.

Área craneocefálica

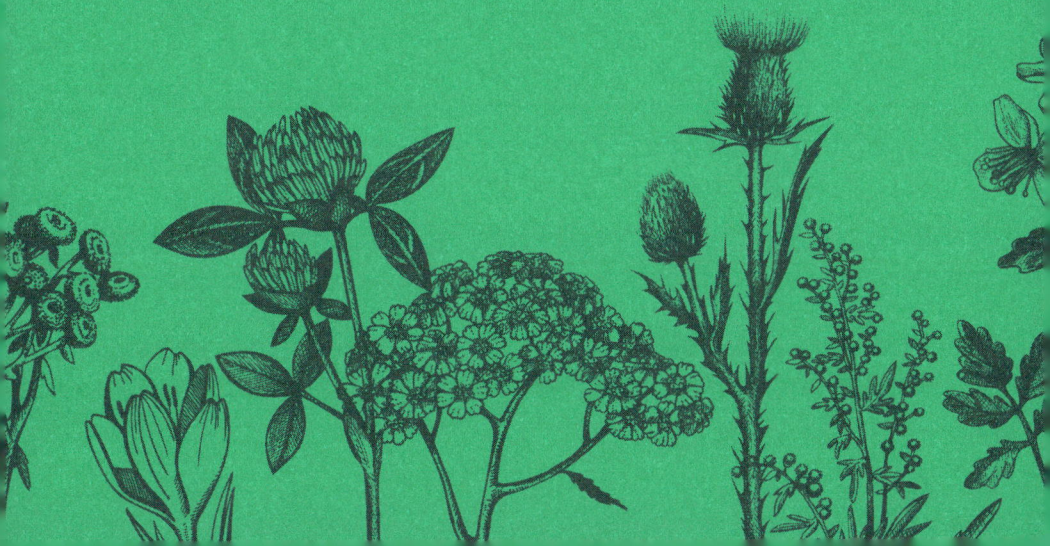

Cara

✂ Manchas

➕ Crema

Ingredientes

- genciana (r. seca pulverizada) infusión 70 g
- arenaria (h. secas pulverizadas) infusión 70 g
- aloe vera (jugo puro) 70 g
- aceite de girasol 50 g
- cera Lanette 10 g
- aceites esenciales de:
  - lavanda 9 got.
  - sándalo 9 got.

Preparación

1. Poner a calentar al baño maría el aceite de girasol a fuego medio.
2. Diluir en el aceite caliente la cera Lanette.
3. En un recipiente aparte poner 0,1 litros de agua destilada, una cucharada rasa de la raíz de genciana y una cucharadita de arenaria.
4. Calentar hasta llevar a ebullición, apagar y dejar reposar 8 minutos.
5. Filtrar, exprimir y añadir en frío el aloe vera a la infusión.
6. Cuando la temperatura del aceite con la cera y de la infusión con el aloe haya alcanzado los 35 °C, juntar ambos y batir hasta conseguir una textura cremosa.
7. Añadir los aceites esenciales de lavanda y sándalo, 9 gotas de cada uno.
8. Batir para mezclar bien y envasar en un recipiente adecuado. Conservar en el frigorífico.
9. Aplicar 2 veces al día, mañana y noche hasta eliminar las manchas.
10. Añadir una cucharadita de vitamina E, después de los aceites esenciales, como conservante y antioxidante.

Descubre en la naturaleza la mejor medicina

✚ Infusión

Ingredientes

- ortiga (h.) 1 cda.
- diente de león (h.) 1 cda.
- nogal (h.) 1 cda.
- caléndula (fl. y h.) 1 cda.
- milenrama (fl. y h.) 1 cda.

Preparación

1. Las plantas tienen que estar secas y desmenuzadas a partes iguales.
2. En 1 litro de agua añadir una cucharada de cada planta.
3. Hervir 3 minutos y dejar reposar 9 minutos.
4. Colar y conservar en un termo.
5. Tomar 3 tazas al día aparte de las comidas hasta que desaparezca el acné.

✚ Mosto puro de uva

Tomar 3 vasos al día con una cucharada de jugo de aloe vera.

Uso externo

✚ Cataplasma 1 (apósito)

Ingredientes

- aloe vera
- propóleo 5 got.

Preparación

1. Cortar tantas lonchas finas de la pulpa del aloe como se necesiten.
2. Poner 2 o 3 gotas de tintura madre de propóleo sobre el aloe.
3. Aplicar directamente, cubrir y mantener de 15 a 20 minutos una vez al día hasta que desaparezca el acné.

✚ Cataplasma 2

Ingredientes

- manzanilla (fl.) 1 cda.
- cola de caballo (pl.) 1 cda.
- llantén (h.) 1 cda.
- tintura madre de propóleo 5 got.

Preparación

1. Las plantas tienen que estar secas y bien desmenuzadas.
2. En 0,25 l de agua, añadir una cucharada de cada planta.
3. Hervir 18 minutos.
4. Colar y escurrir.
5. Batir bien las plantas escurridas y añadir 5 gotas de tintura madre de propóleo.
6. Colocar entre dos telas o gasas.
7. Aplicar sobre la zona afectada y dejar actuar 25 minutos.
8. Con el agua del cocimiento se puede lavar toda la piel de la zona.

✚ Lavado. Compresa

Ingredientes

- lavanda (fl.) 1 cdta.
- pensamiento (h. y fl.) 1 cdta.
- vinagre de vino tinto 0,25 l

Preparación

1. Las plantas tienen que estar secas y bien desmenuzadas.
2. En 0,25 litros de vinagre de vino, añadir una cucharada sopera de cada planta.
3. Calentar hasta llevar a ebullición y dejar 5 minutos en reposo.
4. Filtrar.
5. Con el vinagre filtrado, se lava toda la zona afectada.
6. Empapar y escurrir con una tela (bien limpia) o gasa y aplicar sobre la zona unos minutos.

Descubre en la naturaleza la mejor medicina

Boca

➕ Polvo dental

Ingredientes

- salvia (h.) 1 cda.
- hinojo (s.) 1 cda.
- menta (h.) 1 cda.
- manzanilla (fl.) 1 cda.
- cola de caballo (pl.) 1 cda.
- eucalipto (h.) 1 cda.
- carbón vegetal 1 cáps.
- carbonato cálcico (caolín) 1 cdta.

Preparación

1. Las plantas tienen que estar secas y bien desmenuzadas.
2. Reducir a polvo muy fino todos los ingredientes.
3. Envasar en un recipiente con boca amplia, en el que se pueda introducir un cepillo plano. Cerrar bien el recipiente.
4. Humedecer el cepillo e impregnarlo en el polvo.
5. Cepillar la dentadura verticalmente.
6. Enjuagar con el elixir bucal.

La forma más sencilla de conseguir carbón vegetal puro es en cápsulas, usando el contenido de su interior según se necesite.

➕ Elixir bucal (enjuague)

Ingredientes

- alcohol 70° 0,16 l
- agua destilada 0,05 l
- aloe vera 40 cc
- propóleo 18 got.
- aceites esenciales de:
  - salvia 15 got.
  - hinojo 25 got.
  - anís 9 got.
  - limón 18 got.
  - romero 9 got.
  - mentol 18 got.
  - pino 10 got.
  - clavo 3 got.
  - manzanilla 5 got.

Preparación

1. Diluir uno por uno los aceites esenciales en el alcohol de uso tópico y dinamizar (mover).
2. Añadir el agua destilada y mover.
3. En el jugo puro sin pulpa del aloe vera ponemos las gotas de propóleo.
4. Mezclar el aloe con el alcohol rebajado. Cerrar bien el frasco.
5. Poner un chorrito de la mezcla en ½ vaso de agua.
6. Realizar 3 enjuagues manteniendo unos minutos en la boca.

🩹 Cándidas

🕂 Infusión

Ingredientes

- uña de gato (c.) 1 cda.
- tomillo (h.) 1 cda.
- cola de caballo (pl.) 1 cda.
- orégano (fl. y h.) 1 cda.
- achicoria (r. y h.) 1 cda.
- propóleo TM 1 cda.

Preparación

1. Las plantas tienen que estar secas y bien desmenuzadas.
2. En 1 litro de agua añadir una cucharada de cada planta.
3. Hervir 5 minutos y dejar reposar 9 minutos.
4. Colar y conservar en bote o frasco de vidrio bien cerrado en el frigorífico.
5. Tomar 3 tacitas al día 15 minutos antes de las comidas hasta la desaparición de los síntomas. Añadir a la preparación 5 gotas de propóleo.
6. Mantener un poco en la boca antes de tragar.

Otras plantas igualmente efectivas son:

- nogal (h)
- pau d'arco (c.)
- orégano (aceite)

✚ Enjuagues

Ingredientes

- aloe vera (jugo) 50 ml
- propóleo TM 5 got
- mirra (ac. es.) 1 got

Preparación

1. Mezclar bien todos los ingredientes.
2. Realizar 2 enjuagues al día hasta la desaparición de los síntomas. Este enjuague se puede tragar.

✂ Afonía

Uso externo. Gargarismos

✚ Infusión

Ingredientes

- galio (s. fl.) 2 cdas.
- agrimonia (fl.) 2 cdas.
- erísimo (s. fl.) 2 cdas.

Preparación

1. Las plantas tienen que estar secas y bien desmenuzadas.
2. En 1 litro de agua añadir 2 cucharadas de cada planta.
3. Hervir 7 minutos y dejar reposar 18 minutos.
4. Colar y conservar en bote o frasco de vidrio bien cerrado en el frigorífico.
5. Hacer gargarismos 2 veces al día. Mantener en la boca 8 o 9 minutos.
6. Se puede poner un poquito de miel cada vez para suavizar las cuerdas vocales.

Nariz

Compaginar las aplicaciones de uso interno con las de uso externo.

Uso interno

✚ Infusión

Ingredientes

- tomillo (h.) 1 cda.
- llantén (r.) 1 cda.
- malva (fl.) 1 cda.
- tusilago (h. y fl.) 1 cda.
- malvavisco (r.) 1 cda.

Preparación

1. Las plantas tienen que estar secas y bien desmenuzadas a partes iguales.
2. En 1 litro de agua añadir 1 cucharada colmada de cada planta.
3. Hervir 5 minutos y dejar reposar 14 minutos.
4. Tomar 3 tacitas al día en ayunas, antes de desayuno, comida y cena, durante 4 semanas.
5. Endulzar con miel de eucalipto.

✚ Vahos

Ingredientes

- aceites esenciales de:
  - mentol 5 got.
  - tomillo 5 got.
  - eucalipto 5 got.
  - pino 5 got.
  - romero 5 got.

Preparación

1. Poner a hervir en un cazo pequeño 1 litro de agua.
2. Añadir los aceites esenciales.
3. Recibir los vahos con la cabeza cubierta con una toalla, respirar a fondo, mantenerse 8 o 9 minutos.

✚ Algodón

Ingredientes

- jugo de bolsa de pastor (fresco)
- jugo de ortiga (fresco h.)
- jugo de llantén (fresco h.)

Preparación

1. Poner un poco de jugo de cualquiera de las plantas citadas en un algodón y aplicar en el orificio nasal.

✚ Cocimiento

Ingredientes

- cola de caballo 1 cda.
- serpol 1 cda.

Preparación

1. Cocer la cola de caballo o el serpol en 0,2 litros de agua y dejar enfriar un poco, que no queme.
2. Empapar el algodón con el agua del cocimiento, escurrir, aplicar en el orificio nasal durante 2 minutos y retirar.

✚ Polvo

Ingredientes

- encina (c.) 10 g
- escaramujo (fr.) 10 g
- roble (c.) 10 g

Preparación

1. Las plantas tienen que estar secas y pulverizadas.
2. Impregnar el polvo de cualquiera de ellas con un algodón y aplicar en el orificio sangrante.

Uso interno

> **✚ Infusión**
>
> Ingredientes
> - cola de caballo (pl.) 10 g
>
> Preparación
> 1. En 1 litro de agua, poner 1 puñado de la planta.
> 2. Hervir 3 minutos y dejar reposar 12 minutos.
> 3. Colar.
> 4. Tomar 3 tazas (adultos) —3 tacitas (niños)— al día, antes de las comidas.

Oídos

Zumbidos (acúfenos)

Uso interno

> **✚ Infusión**
>
> Ingredientes
> - salvia (s. fl.) 1 cda.
> - espino blanco (h.) 1 cda.
> - melisa (h.) 1 cda.
> - milenrama (fl.) 1 cda.
> - hierba luisa (h.) 1 cda.
>
> Preparación
> 1. Las plantas tienen que estar secas y bien desmenuzadas.
> 2. En 1 litro de agua hirviendo añadir 1 cucharada de cada planta.
> 3. Hervir 3 minutos y dejar reposar 15 minutos.
> 4. Tomar 3 tazas al día, apartadas de las comidas durante 4 semanas. Descansar 1 semana y reanudar el tratamiento otras 4 semanas.

Uso externo

✚ Instilación

Ingredientes

- aceite de hipérico 20 got.
- tintura de propóleo 5 got.
- tintura de hierbas suecas 8 got.

Preparación

1. Mezclar bien el aceite y las tinturas.
2. Instilar 2 gotas de la mezcla en cada oído y poner un taponcito de algodón.
3. Aplicar 2 veces al día durante 7 días seguidos. Luego días alternos.

❁ Pérdidas de audición

Uso interno

✚ Infusión

Ingredientes

- vara de oro (s. fl.) 1 cda.
- equinácea (r.) 1 cda.
- saúco (c.) 1 cda.
- manzanilla (fl.) 1 cda.
- miosotis o nomeolvides (h. y fl.) 1 cda.

Preparación

1. Las plantas tienen que estar secas y bien desmenuzadas a partes iguales.
2. En 1 litro de agua añadir 1 cucharada de cada planta.
3. Hervir 5 minutos y dejar reposar 12 minutos.
4. Colar y conservar en un bote o frasco de cristal bien cerrado en el frigorífico.
5. Tomar 3 tacitas al día en ayunas antes de desayuno, comida y cena.

Uso externo

✚ Instilación fórmula antigua

Ingredientes

- escila (cebolla albarrana) 1 o 2 rodajas
- aceite de manzanilla 100 g

Preparación

1. Sofreír en una sartén 1 o 2 rodajas de escila en un poco de aceite de manzanilla hasta que se dore.
2. Retirar la escila.
3. Recoger el aceite y guardar en un frasco bien cerrado.
4. Instilar en frío 2 gotas en cada oído y poner un tapón de algodón, durante 4 semanas, observar y de ser necesario repetir otras 4 semanas.

⊗ Vértigo

Uso interno

✚ Infusión

Ingredientes

- ortiga (h.) 1 cdta.
- orégano (h.) 1 cdta.
- espino blanco (h.) 1 cdta.
- menta (h.) 1 cdta.
- salvia (h.) 1 cdta.
- vinca (h.) 1 cdta.
- romero (h.) 1 cdta.
- azahar (fl.) 1 cdta.

Preparación

1. Las plantas tienen que estar secas y bien desmenuzadas.
2. En 1 litro de agua añadir una cucharadita colmada de cada una de las plantas.
3. Hervir 3 minutos y dejar reposar 14 minutos.
4. Colar y conservar en un termo.
5. Tomar 2 tazas al día, mañana y noche, durante 4 semanas.

Ojos

Las plantas más eficaces para la salud de los ojos son:

- eufrasia
- rosa
- malva
- llantén
- ruda

- aciano
- hamamelis
- manzanilla
- miosotis o nomeolvides
- celidonia

La infusión de 5 g por 0,25 litros de agua de cualquiera o de varias de las plantas indicadas, aplicada en forma de compresas templadas sobre los ojos, con los párpados cerrados, por espacio de 14 minutos, es sumamente favorable.

También es muy recomendable lavar los ojos, los párpados y las pestañas con suero fisiológico al levantarse.

Es muy aconsejable pasar el látex amarillo de la celidonia, un poco humedecido con agua, por el borde del párpado, de dentro hacia fuera, 3 veces al día, sin que toque el ojo por dentro.

Uso externo

✚ Compresas 1

Ingredientes

- hidrolatos de:
  - rosa con agua destilada 0,01 l
  - hamamelis con agua destilada 0,01 l
  - malva con agua destilada 0,01 l
  - manzanilla con agua destilada 0,01 l
  - aciano con agua destilada 0,01 l

Preparación

1. Aplicar durante 15 minutos sobre los ojos compresas escurridas con los párpados cerrados.
2. Pueden utilizarse como colirio, instilando 3 gotas con los párpados abiertos.

✚ Compresas 2

Ingredientes

- hidrolato de malva

Preparación

1. Instilar primero 2 gotas con los ojos abiertos y, después, con los párpados cerrados, aplicar compresas durante 15 minutos.

Uso interno

✚ Infusión

Ingredientes

- ortiga (h.) 1 cda.
- verónica (h.) 1 cda.
- caléndula (fl.) 1 cda.
- llantén (h. y fl.) 1 cda.
- cola de caballo (h.) 1 cda.

Preparación

1. Las plantas tienen que estar secas y bien desmenuzadas.
2. En 1 litro de agua añadir una cucharada de cada planta.
3. Hervir 3 minutos y dejar reposar 9 minutos.
4. Colar y conservar en un termo.
5. Tomar 3 tazas al día en ayunas durante 4 semanas.

✚ Baño de vapor

Ingredientes

- eufrasia (s. fl.) 25 g
- valeriana (r.) 25 g
- verbena (s. fl.) 12 g
- saúco (fl.) 20 g
- manzanilla (fl.) 18 g
- vino blanco seco 1 l

Preparación

1. Desmenuzar bien las plantas secas y mezclarlas.
2. En 1 litro de vino blanco seco, añadir 5 cucharadas de la mezcla.
3. Hervir 5 minutos.
4. Tomar el baño de vapor con los párpados cerrados y la cabeza cubierta durante 10 minutos cada 2 días durante 2 semanas.

Área
cerebromedular

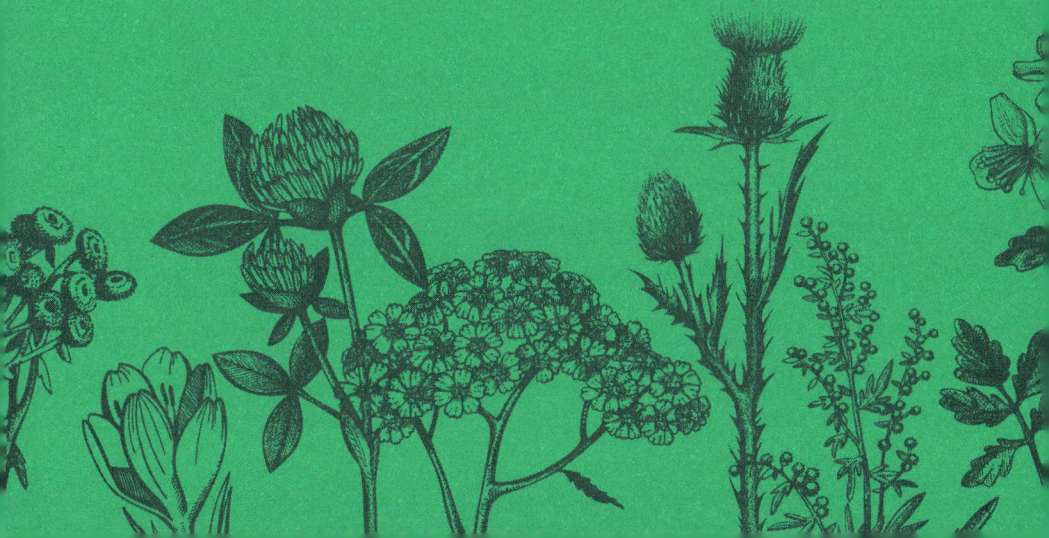

Neuroanímica

Pérdida de memoria

➕ Infusión

Ingredientes

- agrimonia (s. fl.) 25 g
- verbena (s. fl.) 40 g
- romero (h.) 40 g
- hierba luisa (s. fl.) 20 g
- cola de caballo (pl.) 25 g
- verónica (h.) 30 g
- sanguisorba (s. fl.) 20 g

Preparación

1. Desmenuzar bien las plantas secas y mezclarlas.
2. En 1 litro de agua añadir 1 puñado, más o menos 6 cucharadas, de la mezcla.
3. Hervir 5 minutos y dejar reposar 9 minutos.
4. Colar y conservar en un termo.
5. Tomar 3 tazas al día en ayunas antes de desayuno, comida y cena durante 4 semanas.
6. Endulzar al gusto.

Otras plantas para mejorar la memoria

- melisa
- reishi
- vincapervinca
- muérdago
- hierbas suecas
- ginkgo biloba
- *Cordyceps*
- *Erythroxylum*
- milenrama

Espasmos nerviosos

➕ Infusión

Ingredientes

- galio (s. fl.) 1 cda.
- ajenjo (h.) 1 cda.
- lúpulo (fl.) 1 cda.
- manzanilla (fl.) 1 cda.
- tila (fl.) 1 cda.
- serpol (s. fl.) 1 cda.
- cantueso (s. fl.) 1 cda.

Preparación

1. Las plantas tienen que estar secas y bien desmenuzadas.
2. En 1,5 litros de agua añadir una cucharada de cada planta.
3. Hervir 3 minutos y dejar reposar 18 minutos.
4. Colar y conservar en bote o frasco de cristal bien cerrado en el frigorífico.
5. Tomar 2 tazas al día mañana y noche durante 4 semanas.

Epilepsia

Cocimiento

Ingredientes

- saúco (c.) 2 cdas.
- boj (h.) 1 cda.
- sauce (c.) 1 cda.
- ginkgo (h.) 2 cdas.
- vinca M. (h.) 2 cdas.

Preparación

1. Las plantas tienen que estar secas y bien desmenuzadas.
2. En 1 litro de agua, poner las plantas a cocer según las cantidades indicadas.
3. Hervir 18 minutos y dejar reposar 9 minutos.
4. Colar y conservar en bote o frasco de cristal bien cerrado en el frigorífico.
5. Tomar 2 tazas al día, mañana y noche, durante 6 semanas.
6. Endulzar si se desea con miel.

Atención: ¡no utilizar durante las crisis!

Infusión

Ingredientes

- pie de león (s. fl.) 1 cda.
- serpol (s. fl.) 1 cda.
- muérdago (pl.) 1 cda.
- pasionaria (h. y fl.) 1 cda.
- verbena (s. fl.) 1 cda.
- hipérico (s. fl.) 1 cda.
- galio (s. fl.) 1 cda.

Preparación

1. Plantas secas bien desmenuzadas a partes iguales.
2. En 1,5 litros de agua, añadir 1 cucharada sopera de cada planta.
3. Hervir 7 minutos y reposar 15 minutos.
4. Colar y conservar.
5. Tomar 3 tazas al día en ayunas.
6. Endulzar si se desea con miel.

Otras plantas favorables y eficaces en el tratamiento de la epilepsia

- romero
- bolsa de pastor
- melisa
- lavanda
- vara de oro
- orégano
- botón de oro
- centastro
- kawa-kawa
- cáñamo indio

Ver el libro de Maria Trebén *Salud de la botica del Señor, op. cit.*

Convulsiones

Infusión

Ingredientes

- salvia (h. y fl.) 1 cda.
- saúco (c. y h.) 1 cda.
- melisa (s. fl.) 1 cda.
- sauce (c.) 1 cda.
- pasiflora (h. y fl.) 1 cda.
- azahar (fl.) 1 cda.
- muérdago (pl.) 1 cda.

Preparación

1. Añadir las plantas secas y desmenuzadas a partes iguales en 1,5 litros de agua y dejar hervir 5 minutos.
2. Dejar reposar 14 minutos antes de colar y conservar.
3. Tomar 3 tazas al día en ayunas.

✚ Cocimiento

Ingredientes

- serpol (s. fl.) 1 cda.
- romero (s. fl.) 1 cda.
- melisa (s. fl.) 1 cda.
- verbena (s. fl.) 1 cda.
- saúco (c. y h.) 1 cda.
- hipérico (s. fl.) 1 cda.
- pasiflora (h. y fl.) 1 cda.

Preparación

1. Las plantas tienen que estar secas y bien desmenuzadas.
2. En 1,5 litros de agua, añadir 1 cucharada de cada planta.
3. Hervir 12 minutos y dejar reposar 5 minutos.
4. Colar y conservar.
5. Tomar 3 o 4 tacitas al día en ayunas y espaciadas (antes de desayunar, a media tarde y antes de cenar) durante 4 semanas. Suspender 7 días y reanudar las tomas.

Uso externo

✚ Saquito caliente con plantas secas

Ingredientes

- manzanilla (fl.) 20 g
- serpol (s. fl.) 20 g
- milenrama (fl.) 20 g

Preparación

1. Las plantas tienen que estar secas y bien desmenuzadas.
2. Rellenar un saquito o una bolsa con las plantas.
3. Calentar con la plancha o en el microondas unos 8 o 9 minutos.
4. Aplicar sobre la parte dolorida y dejar unos minutos.
5. Se puede aplicar 2 o 3 veces al día. Calentar en cada uso.

Neuralgias

Infusión

Ingredientes

- meliloto (s. fl.) 1 cda.
- espino blanco (h.) 1 cda.
- menta (s. fl.) 1 cda.
- valeriana (r.) 1 cda.
- azahar (fl.) 1 cda.
- ulmaria (s. fl.) 1 cda.
- melisa (s. fl.) 1 cda.

Preparación

1. Las plantas tienen que estar secas y bien desmenuzadas.
2. En 1,5 litros de agua poner a hervir durante 7 minutos 1 cucharada de valeriana y otra de espino blanco.
3. Añadir a continuación 1 cucharada del resto de las plantas y dejar reposar 14 minutos.
4. Colar y conservar en un termo.
5. Tomar 4 tacitas al día alejadas de las comidas en 4 tomas y a sorbos.

Frotar suavemente con 3 gotas de aceite esencial de lavanda en la frente y sienes alivia rápidamente el dolor.

Cefaleas

Infusión

Ingredientes

- pie de león (s. fl.) 1 cda.
- pasionaria (h.) 1 cda.
- agrimonia (s. fl.) 1 cda.
- violeta (r. y h.) 1 cda.
- orégano(fl.) 1 cda.
- enebro (fr.) 1 cda.
- meliloto (s. fl.) 1 cda.
- valeriana (r.) 1 cda.

Preparación

1. Las plantas tienen que estar secas y bien desmenuzadas.
2. En 2 litros de agua añadir 1 cucharada de cada planta.
3. Poner a hervir primero la raíz de violeta, la valeriana y el enebro durante 7 minutos, 1 cucharada de cada una.

4. Añadir 1 cucharada del resto de las plantas y dejar reposar todo 10 minutos.
5. Colar y conservar en bote o frasco de cristal bien cerrado en el frigorífico.
6. Tomar 3 tazas al día en ayunas antes de desayuno, comida y cena durante 5 semanas.

✢ Ansiedad. Estrés

✚ Infusión 1

Ingredientes

- lúpulo (fl.) 10 g
- espliego (fl.) 10 g
- melisa (s. fl.) 10 g
- cáñamo l (h.) 10 g
- malva (h. y fl.) 10 g
- espino blanco (h.) 10 g
- mejorana (s. fl.) 10 g

Preparación

1. Mezclar a partes iguales todas las plantas, secas y bien desmenuzadas
2. Poner 5 cucharadas de la mezcla en 1,5 litros de agua.
3. Hervir 3 minutos y dejar reposar 14 minutos.
4. Colar y conservar en un termo. La preparación alcanza para 2 días.
5. Tomar 3 tazas al día, 20 minutos antes de las comidas, durante 4 semanas. Descansar 1 semana y reanudar las tomas.

✚ Infusión 2

Ingredientes

- verbena (r.) 10 g
- hierba luisa (h.) 10 g
- romero (h.) 10 g
- pasionaria (h.) 10
- menta (h. y fl.) 10 g
- llantén (h. y fl.) 10 g
- orégano (fl.) 10 g

Preparación

1. Desmenuzar bien las plantas secas a partes iguales
2. En 2 litros de agua añadir 1 cucharada colmada de cada planta.
3. Hervir 15 minutos y dejar reposar 12 minutos.

4. Colar y conservar en termo. La preparación alcanza para 2 días.

5. Tomar 3 tazas al día, antes de las comidas.

Se pueden alternar ambas infusiones.

Uso externo

✚ Baño general

Ingredientes

- manzanilla (fl.) 10 g
- menta (s. fl.) 10 g
- melisa (s. fl.) 10 g
- malva (h. y fl.) 10 g
- mejorana (s. fl.) 10 g

Preparación

1. Las plantas secas tienen que estar bien desmenuzadas.
2. En 3 litros de agua, añadir un puñado de cada planta.
3. Hervir 18 minutos.
4. Colar y añadir al agua del baño.
5. Tomar un baño de 25 minutos antes de acostarse durante 4 semanas. Descansar 1 semana y reanudar las tomas.

✚ Baño de asiento. Cocimiento

Ingredientes

- lúpulo (fl.) 10 g
- cáñamo (h.) 10 g
- paciencia (h.) 10 g
- serpol (s. fl.) 10 g
- llantén (r. y h.) 10 g

Preparación

1. Desmenuzar bien las plantas secas.
2. Poner a hervir 2,5 litros de agua.
3. Añadir 1 puñado de cada una de las plantas.
4. Hervir 25 minutos.
5. Colar y depositar en barreño o en una tina adecuada.
6. Sumergir la parte inferior del tronco durante 18 minutos.
7. Repetir el baño cada 2 días durante 4 semanas.

Descubre en la naturaleza la mejor medicina

Angustia

✚ Infusión

Ingredientes

- rosal S. (h.) 1 cda.
- valeriana (r.) 1 cda.
- melisa (s. fl.) 1 cda.
- tila (fl.) 1 cda.
- pasionaria (h.) 1 cda.
- salvia (s. fl.) 1 cda.
- azahar (fl.) 1 cda.

Preparación

1. Las plantas tienen que estar secas y bien desmenuzadas.
2. En 1,5 litros de agua poner 1 cucharada de la raíz de valeriana y hervir 7 minutos.
3. Añadir el resto de las plantas, una cucharada de cada, y hervir 3 minutos más y después dejar reposar 9 minutos.
4. Colar y conservar en bote o frasco de cristal bien cerrado en el frigorífico.
5. Tomar 3 o 4 tazas al día a sorbos en ayunas y espaciadas (antes de desayunar, a media mañana, a media tarde y antes de cenar).

✚ Baño general

Ver el baño contra la ansiedad en la página 190.

Insomnio

✚ Infusión

Ingredientes

- valeriana (r.) 1 cdta.
- adormidera (fr.) 1 cdta.
- azahar (fl.) 1 cdta.
- lúpulo (fl.) 1 cdta.
- tila (fl.) 1 cdta.
- meliloto (s. fl.) 1 cdta.
- pasionaria (h.) 1 cdta.

Preparación

1. Las plantas tienen que estar secas y bien desmenuzadas.
2. En 0,6 litros de agua poner 1 cucharadita de valeriana y hervir durante 7 minutos.

3. Añadir 1 cucharadita de cada una del resto de las plantas.

4. Dejar reposar 10 minutos.

5. Colar y conservar. La preparación alcanza para 2 tomas.

6. Tomar una taza 25 minutos antes de acostarse.

7. Endulzar con miel.

Otras plantas beneficiosas en caso de insomnio

- melisa
- espino blanco
- primavera
- amapola

- lavanda
- malva
- nomeolvides
- manzanilla

⚕ Depresión

✚ Infusión

Ingredientes

- hipérico (s. fl.) 1 cda.
- romero (h.) 1 cda.
- verbena (s. fl.) 1 cda.
- salvia (s. fl.) 1 cda.

- serpol (s. fl.) 1 cda.
- artemisa (s. fl.) 1 cda.
- melisa (s. fl.) 1 cda.

Preparación

1. Las plantas tienen que estar secas y bien desmenuzadas.

2. En 1,25 litros de agua añadir 1 cucharada de cada una de las plantas.

3. Hervir 5 minutos y dejar reposar 12 minutos.

4. Colar y conservar. La preparación alcanza para 2 días.

5. Tomar 2 tazas al día, por la mañana y a mediodía, en ayunas, durante 6 semanas.

6. Por la noche, antes de acostarse, tomar la infusión del sueño (ver la página 191).

El hipérico presenta contraindicaciones si se combina con los siguientes medicamentos: antidepresivos, ansiolíticos y antipsicóticos. ¡¡¡No lo utilices si tomas alguno de estos fármacos!!!

La toma de hipérico produce fotosensibilidad dérmica.

Otras plantas beneficiosas

- tomillo
- eleuterococo
- albahaca
- manzanilla
- ulmaria
- rosal
- *Erythroxylum*
- cardo mariano

Dada la vinculación de la depresión con el hígado, es conveniente tomar al mismo tiempo el preparado hepatodepurativo. Lo encuentras en la página 130, «Infusión 2».

Agotamiento

Infusión

Ingredientes

- menta (s. fl.) 1 cdta.
- pino (y.) 1 cdta.
- ortiga (h.) 1 cdta.
- salvia (s. fl.) 1 cdta.
- tomillo (s. fl.) 1 cdta.
- pasionaria (h.) 1 cdta.
- romero (s. fl.) 1 cdta.

Preparación

1. Hervir 1 cucharadita de café de cada una de las plantas secas bien desmenuzadas en 0,75 litros de agua.
2. Hervir 3 minutos y dejar reposar 15 más.
3. Colar y conservar.
4. Tomar 2 tazas al día por la mañana antes del desayudo y antes de comer.
5. Si el cansancio nos impide conciliar el sueño, tomar antes de acostarse la infusión del sueño (ver página 191).

✚ Vino de angélica

Ingredientes

- vino blanco 0,75 l
- angélica (r.) 30 g

Preparación

1. Añadir la raíz bien desmenuzada al vino y dejar macerar 9 días.
2. Filtrar y conservar en frío.
3. Tomar 2 copitas al día antes de la comida y la cena.

✚ Vino de romero

Ingredientes

- vino tinto 0,75 l
- romero 35 g

Preparación

1. Mezclar el vino con el romero bien desmenuzado.
2. Macerar 9 días.
3. Filtrar.
4. Tomar 3 copitas al día.

✚ Alcohol de romero

Realizar friegas 2 veces al día.

Area
geriátrica

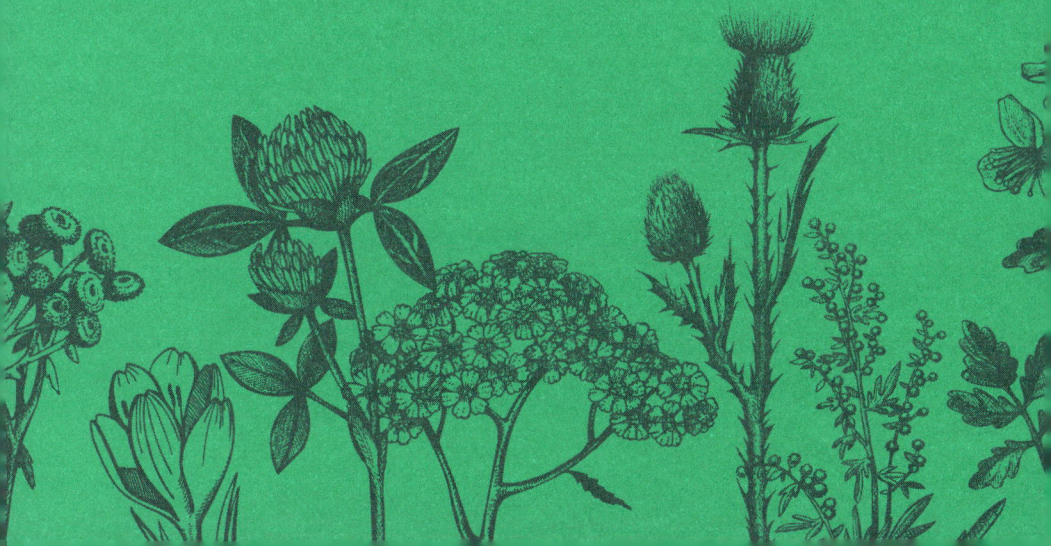

Ictus, párkinson y alzhéimer

Tratamientos preventivos y paliativos

Dada la compleja etiología, que seguramente se relaciona fuertemente con situaciones psicosociales y culturales que resultan desestabilizadoras para nuestros mayores, para que puedan hacer frente a los profundos cambios a los que se enfrentan a una velocidad vertiginosa y que muy pocos pueden asumir, los mejores remedios son aquellos que protejan y prevengan las áreas más delicadas de la oxidación celular, las defensas y el deterioro neuronal.

Las plantas que pueden ayudar a evitar dichos procesos son:

- artemisia annua
- eleuterococo (r.)
- onagra (aceite)
- milenrama
- vincapervinca

- romero
- verbena
- reishi
- aloe vera (jugo)
- ginseng coreano

Ginkgo biloba

Permíteme una breve digresión: el ginkgo biloba es el árbol vivo más antiguo de la Tierra (tiene entre 250 y 300 millones de años) y seguramente sea el más longevo, pues puede vivir entre 2.500 y 3.000 años. Además, es el más resistente a las condiciones medioambientales y climáticas más extremas, con excepción de las glaciaciones y erupciones volcánicas.

Este árbol soporta, como ninguna otra especie vegetal superior, la contaminación medioambiental, incluso la causada por una explosión nuclear. (Ver *Hiroshima y los Ginkgos después de la primera gran explosión nuclear en el año 1945*).

En fin, como dicen algunos países del Extremo Oriente es «el árbol más anciano para los más mayores».

En farmacias se puede encontrar un preparado natural de ginkgo biloba en forma de extracto fluido (EGb 761), el Tanakene (leer el prospecto). Es el de mejor elaboración y mayor calidad que conozco. Consulta en el prospecto su modo de empleo. Yo recomiendo tomar de 2 a 3 veces al día, en ayunas, diluido en agua zumo o infusión.

Ginseng

El ginseng *(Panax ginseng)* rojo es difícil de conseguir en raíz, pero se puede adquirir en forma de extracto soluble y concentrado. Dada su acción activadora y estimulante sobre el sistema nervioso central, recomiendo tomarlo 1 o 2 veces al día, por la mañana y al mediodía, nunca antes de acostarse. Toma el extracto concentrado una vez al día diluido en caliente (agua, leche vegetal o infusión).

He observado reacciones desfavorables en las mujeres. El equivalente en propiedades y virtudes curativas para la mujer es la angélica.

Onagra

La onagra ofrece un mayor aporte de vitamina y antioxidantes en forma de aceite extraído de sus semillas (perlas).

Aceite: tomar 2 cucharaditas al día, diluidas en zumo de naranja o de limón.

Perlas (de aceite): tomar de 4 a 6 perlas al día.

Aloe vera

Tomar 0,03 litros del zumo por la mañana al levantarse y a media tarde diluido en agua, zumo o infusión.

No hay que tomarlo si hay diarrea o colitis.

✚ Infusión preventiva

Ingredientes

- romero (s. fl.) 1 cda.
- verbena (s. fl.) 1 cda.
- artemisia annua (s. fl.) 1 cda.
- milenrama (fl.) 1 cda.
- vincapervinca (h. y fl.) 1 cda.

Preparación

1. Desmenuzar bien las plantas secas.
2. En 1 litro de agua, añadir 1 cucharada de cada planta.
3. Hervir 3 minutos y dejar reposar 14 minutos.
4. Colar.
5. Tomar 3 tazas al día, media hora antes de las comidas.
6. Tomar diariamente por espacio de 14 días, descansar otros 14 y retomar la infusión otros 14 días.

✚ Cocimiento (preventivo)

Ingredientes

- angélica (r.) 1 cda.
- eleuterococo (r.) 1 cda.
- reishi (polvo) 1 cda.

Preparación

1. Las plantas tienen que estar secas y bien desmenuzadas.
2. En 1 litro de agua, añadir 1 cucharada sopera de cada planta.
3. Hervir 25 minutos y reposar 7 minutos.
4. Colar, filtrar y conservar.
5. Tomar 3 tacitas al día antes de las comidas, una media hora antes, por espacio de 14 días.
6. Endulzar al gusto con miel o azúcar integral.

Recuerda alternar la toma de infusión y el cocimiento cada 2 semanas.

Párkinson

✚ Baño general

Ingredientes

- romero (h.) 20 g
- espliego (fl.) 20 g
- serpol (s. fl.) 20 g

Preparación

1. Desmenuzar bien las plantas secas.
2. En 5 litros de agua añadir 2 puñados de cada planta.
3. Hervir 35 minutos.
4. Colar.
5. Añadir al agua del baño.
6. Permanecer en el baño 25 minutos. Tomar 1 baño cada 2 días durante 14 días, descansar 7 días y repetir el ciclo.

Asegúrate de que el corazón no quede por debajo del agua.

Descubre en la naturaleza la mejor medicina

✚ Friegas

Ingredientes

- aceites de:
  - romero (h.) 50 g
  - peonía (r.) 50 g
  - salvia (s. fl.) 50 g
- aceites esenciales de:
  - cedro 50 g
  - ciprés 50 g
  - pino 50 g

Preparación

1. Con la planta fresca, se preparan los aceites individualmente según lo especificado en el apartado de «Aceite (oleato)» (ver la página 23).
2. Mezclar a partes iguales 50 g de cada aceite.
3. Añadir los aceites esenciales de cedro, ciprés y pino.
4. Mezclar bien y aplicar en friegas sobre las articulaciones, las caderas y a lo largo de la columna vertebral, cada 2 días, durante 1 mes.

⊗ Colitis senil

✚ Infusión

Ingredientes

- llantén (fl.) 2 cdas.
- escaramujo (fr.) 2 cdas.
- espino blanco (h.) 2 cdas.

Preparación

1. Desmenuzar bien las plantas secas.
2. En 1,5 litros de agua añadir 2 cucharadas de cada planta.
3. Hervir 5 minutos y dejar reposar 9 minutos.
4. Colar y conservar en un bote o frasco de cristal bien cerrado en el frigorífico.
5. Tomar 3 tacitas al día en ayunas antes del desayuno, comida y cena durante 1 semana, y 2 tacitas al día la siguiente semana.
6. En la tercera semana, 1 taza al levantarse.
7. La cuarta semana se descansa. En caso necesario, se inicia de nuevo el tratamiento

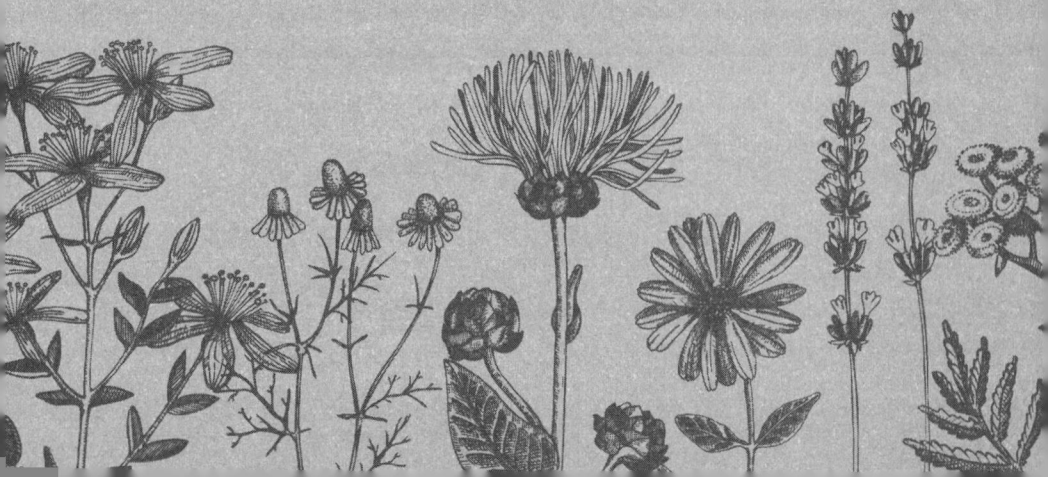

Área
oncológica

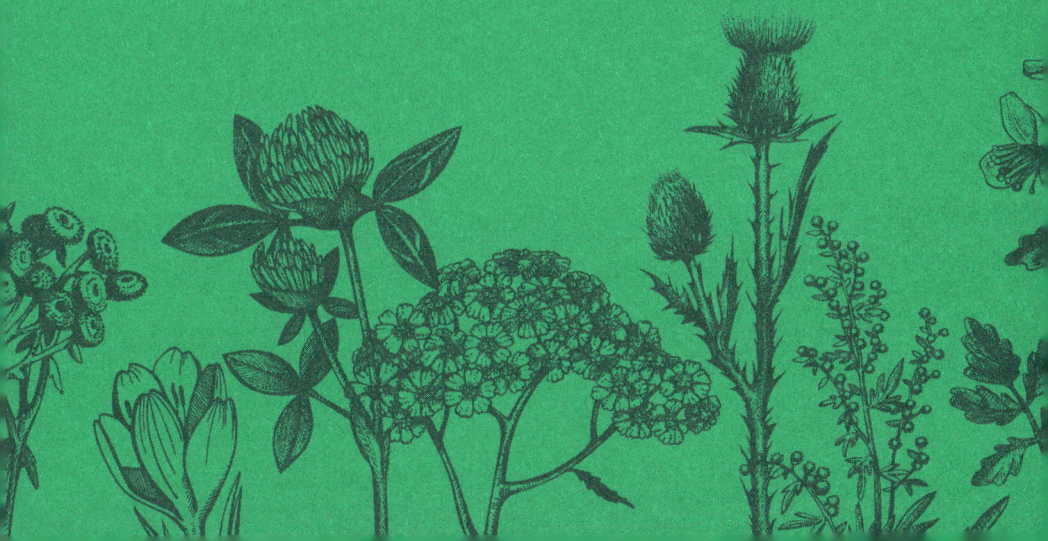

Como en el resto de las enfermedades, afecciones o patologías, los tratamientos a base de plantas curativas se deben considerar complementarios, en determinadas ocasiones alternativos, y, por tanto, no necesariamente sustitutorios.

Dados los efectos secundarios descritos de los tratamientos convencionales (quimioterapia y radioterapia) que en ocasiones afectan, principalmente, al sistema inmunológico (nuestras defensas), al área hepática y a los riñones, sugiero la toma complementaria de preparados vegetales para paliar los efectos de dichos tratamientos.

Defensas

1. Ver «Área inmunológica» en la página 61.
2. Se puede comenzar el tratamiento con anterioridad al inicio del tratamiento hospitalario y mantenerlo durante y a continuación de este.

No se han descrito incompatibilidades.

Hepatodepurativo

1. Ver «Área hepatobiliar» en la página 129.
2. Puede tomarse antes, durante y después del tratamiento hospitalario.

Sin incompatibilidad.

Dependiendo de la localización de los tumores, y después del protocolo convencional (ciclos de quimio o radio), es muy favorable tomar el tratamiento de plantas medicinales que corresponda al órgano o áreas orgánicas afectados para protegerlos y fortalecerlos.

Mientras no se reciba un tratamiento, hay algunas plantas que pueden ayudar en la superación del proceso degenerativo.

Plantas oncológicas

- reishi
- kalanchoe (fresco)
- aloe vera (fresco)
- ginkgo biloba
- milenrama
- muérdago
- uña de gato
- cúrcuma
- caléndula

✚ Infusión

Ingredientes

- reishi (pl.) 1 cda.
- uña de gato (c.) 1 cda.
- caléndula (fl.) 1 cda.
- milenrama (fl.) 1 cda.
- cúrcuma (r.) 1 cda.

Preparación

1. Las plantas tienen que estar secas y bien desmenuzadas.
2. En 1 litro de agua, añadir 1 cucharada sopera de cada una de las plantas.
3. Hervir 7 minutos y dejar reposar 9 minutos.
4. Filtrar.
5. Tomar 3 tazas al día en ayunas antes del desayuno, la comida y la cena por un tiempo prolongado de 6 a 8 semanas.

✚ Elixir oncológico

Ingredientes

- aceites de:
  - muérdago (h.) 1 cda.
  - reishi (polvo) 1 cda.
- aloe vera (jugo puro) 4 cdas.
- kalanchoe (troceado fresco) 2 cdas.

Preparación

1. Mezclar las plantas en 750 ml de alcohol de 70 grados (uso interno).
2. Remover y dejar macerar 18 días.
3. Filtrar y tomar 18 gotas 3 veces al día durante 3 meses. Descansar 1 mes y reanudar la toma.

✚ Jugo fresco

Ingredientes

- kalanchoe (jugo) 300 g
- aloe vera (jugo) 300 g
- propóleo TM 18 got
- miel 6 cdas.

Preparación

1. Utilizar plantas frescas para obtener el jugo.
2. Mezclar 300 g de jugo de kalanchoe con 300 g de aloe vera.
3. Añadir 18 gotas de propóleo y 6 cucharadas de miel.
4. Mezclar bien y conservar en el frigorífico.
5. Tomar 50 g del preparado 3 veces al día en ayunas durante 4 semanas, descansar 1 semana y reiniciar a continuación.

✚ Infusión

Ingredientes

- muérdago (s. fl.) 1 cdta.

Preparación

1. Poner en remojo, durante 12 horas, 1 cucharadita de muérdago en 0,3 litros de agua.
2. Al día siguiente calentar hasta llevar a ebullición y retirar del fuego.
3. Colar.
4. Tomar una taza al día al levantarse, durante 6 semanas.

Cataplasma

Muy útil para todos aquellos casos de tumores que se producen en la parte exterior del cuerpo o próximos al exterior.

✚ Cataplasma 1 (fresca)

Ingredientes

- aloe vera 1 hoja
- kalanchoe 1 hoja
- propóleo 20 got

Preparación

1. Picar muy finamente o majar en un mortero las dos plantas y añadir las gotas de propóleo.
2. Poner entre dos telas o gasas.
3. Aplicar sobre la zona de afección y mantener mínimo 45 minutos. Repetir cada día durante 6 semanas.

✚ Cataplasma 2. Cocimiento

Ingredientes

- muérdago (h. y fr.) 1 cda.
- ginkgo B. (h.) 1 cda.
- caléndula (fl.) 1 cda.
- artemisa (s. fl.) 1 cda.
- cúrcuma (r.) 1 cda.

Preparación

1. Las plantas tienen que estar secas y bien desmenuzadas.
2. En 0,5 litros de agua, añadir 1 cucharada de cada planta.
3. Hervir 18 minutos.
4. Colar y escurrir.
5. Batir bien las plantas hervidas. En caso necesario, se puede espesar con harina de maíz o avena.
6. Colocar entre 2 lienzos, trozos de tela o gasas.
7. Aplicar sobre la zona y mantener 45 minutos como mínimo todos los días durante 6 u 8 semanas.

⚬ Cáncer de mama o linfático

✚ Pomada

Ingredientes

- aceites de:
  - muérdago (h. y fr.) 50 g
  - caléndula (h. y fl.) 90 g
  - salvia (s. fl.) 60 g
- cera virgen 30 g
- aceites esenciales de:
  - caléndula 18 got.
  - hisopo 18 got.

Preparación

1. Mezclar las plantas frescas.
2. Ver el apartado de «Aceites (oleatos)» de maceración en la página 23. Mezclar los aceites de caléndula, muérdago y salvia.
3. Poner a calentar al baño maría a fuego medio.
4. Añadir la cera virgen de abejas y diluir bien.
5. Poner las gotas de aceite esencial de hisopo y las de aceite esencial de caléndula.
6. Dejar cuajar (enfriar).
7. Aplicar 1 o 2 veces al día y cubrir. Repetir durante 6 u 8 semanas.

Anexos

Propóleo

El propóleo es uno de los cinco magníficos productos que nos ofrecen las abejas. Los otros cuatro son la jalea real, la miel, el polen y la cera. El propóleo es una sustancia recolectada y elaborada por las abejas, resinosa, gomosa y balsámica, de color verde, pardo-castaño o casi negro.

Su gusto es acre, frecuentemente amargo.

Su olor es agradable, y cuando se quema, exhala una fragancia de resinas aromáticas.

Su consistencia es un tanto viscosa y pegajosa.

Se recoge de las colmenas, donde, una vez elaborado a partir de materias primas de origen vegetal —como son las distintas resinas y sabias que la abeja recolecta de las yemas de diferentes árboles y plantas (álamo, sauce, aliso, abedul, castaño, coníferas en general y otras herbáceas)—, y una vez manufacturado, se coloca en distintas zonas de la colmena (en la piquera, en las juntas y uniones, en las grietas y aberturas, y en general, en todos los lugares que pueden representar un riesgo para su ciudad) con la voluntad de evitar la humedad, las corrientes de aire, el saqueo o pillaje por parte de otros insectos o el daño por microorganismos, virus, bacterias, hongos, etc.

En la ciudad de las abejas, estas se alimentan con jalea real, miel y polen. Construyen sus viviendas con cera y se protegen y cuidan de cualquier daño con propóleo. Con él recubren sus muros, con él se curan y con él embalsaman a los muertos.

Definición etimológica

pro- En favor de, en defensa de...

-polis Ciudad

própolis (propóleo) En favor y defensa de la ciudad

Descubre en la naturaleza la mejor medicina

Historia

Desde los primeros registros de la historia del mundo encontramos referencias a la capacidad terapéutica del propóleo. Los egipcios desinfectaban y cauterizaban sus heridas y embalsamaban a sus muertos con propóleo. Aristóteles lo recomienda en su *Historia de los animales* como remedio para torceduras y contusiones. Avicena en su *Canon de la medicina* nos habla de su poder curativo en las heridas de flecha infectadas. Plinio lo menciona en su *Historia natural* como el estuco de las colmenas, afirmando su bondad para tratar úlceras cutáneas y enfermedades nerviosas. Y en la Edad Media era frecuente que las parteras curasen el ombligo de los recién nacidos con dicha sustancia.

Tiempo después, en Sudáfrica y durante la guerra de los Bóeres, fue utilizado en los hospitales de campaña para la curación de todo tipo de heridas.

Como anécdota citaremos que buena parte de la calidad atribuida a los violines Stradivarius se debía al barniz utilizado en el tratamiento de la madera, compuesto a base de propóleo.

Ya en el siglo XX, primero Yugoslavia y después Rusia, realizan profundos estudios e investigaciones y resuelven aplicarlo en el tratamiento contra la tuberculosis, los hongos, el tétanos y la rabia. En 1960, en el Centro de Investigación Biótica lo describen como el primer agente antibacteriano no tóxico e investigan sus efectos sobre el virus gripal con gran éxito. Las citas de los distintos autores revelan que el propóleo fue conocido desde la Antigüedad de forma intuitiva y empírica, aunque no hubiera sido objeto de estudio sistemático hasta épocas recientes.

La falta de investigación y experimentación conllevó una disminución de información sobre su conocimiento y usos populares. En nuestros días se puede hablar de su redescubrimiento paulatino por parte de institutos y centros de investigación, empeñados en la experimentación empírico-científica de las propiedades y usos de dicho producto.

Composición

A) componentes base
- resinas y bálsamos 50/55%
- cera 25/30%
- aceites volátiles o esencias 10%

- polen 5%
- materias orgánicas y minerales 5%

B) ácidos aldehídos y flavonoides
- ácidos orgánicos: benzoico y gálico
- fenoles: ácido ferúlico, cafeico, P-cummarico, iso-ferúlico y cinámico
- aldehídos aromáticos: vanilina e iso-varulline
- cumarinas: esculetol, escopoletol
- flavonoides
- lavones: acacetine, chrysine, pertolinarigerine, pinocembrine...
- flavonoles: galangine izalpinine, quercetine, kaempferide
- flavonones: pinostrovine, sakuranetine y pinobaksine

C) minerales y oligoelementos
aluminio, manganeso, plata, níquel, bario, boro, plomo, selenio, silicio, cromo, cobalto, cobre, titanio, hierro, magnesio, estaño, vanadio, zinc, molibdeno, estroncio, yodo

D) vitaminas
- protovitamina A
- grupo vitamina B (B3 - PP – nicotinamida)

E) otros
- pantoneol
- pterostilbeno
- lactones
- polisacáridos
- aminoácidos
- ácido salicílico

Conviene recordar el papel de los flavonoides en la terapéutica, así como sus múltiples funciones fisiológicas, su acción directa sobre los capilares sanguíneos, la potencialización de la actividad del ácido ascórbico, la disminución de las inflamaciones, etc.

Los minerales y oligoelementos desempeñan una función de importancia capital a nivel de metabolismo celular, y en la función circulatoria aumentan la fagocitosis.

Análisis químico

lípidos: 65,55%
prótidos: 3,05%
glúcidos asimilables: 21,75%
humedad: 4,58%
cenizas: 4,50%
insolubles celulósicos (fibra): 0,57%

Propiedades

El propóleo es a la vez bacteriostático y bactericida, y dichas propiedades se extienden a numerosas colonias microbianas como:

- estafilococos, estreptococos y salmonelas
- bacilos *subtilis*, *alvei* y *larvae*
- *Proteus vulgaris*
- coli B (colibacilo)
- fungicidas sobre diversas clases de hongos (*Candida albicans*)
- trichomonácidas (destrucción de las trichomonas vaginales y uretrales. En ninguno de los dos casos provoca afecciones parasitarias gracias al ácido cafeico, al P-cumarato Bancyle, la pinocembrina y pirobranxine que contiene).
- anestésicas. Muy desarrolladas. Efectos tres o cuatro veces superiores a los de la novocaína, la cocaína... por su relación con los aceites volátiles.
- antiinflamatorias. Muy eficaces.
- cicatrizantes. Estimula y favorece la regeneración de los tejidos.
- viricidas. Sobre ciertos virus gripales (A2 en particular).
- antirreumáticas. Calma el dolor y reducen la inflamación.
- inmunológicas. Favorece la fagocitosis y la formación de anticuerpos, y aumenta la resistencia global frente a las agresiones.

Estas propiedades parecen actuar en forma directamente proporcional a la concentración y pureza del producto.

En la actualidad se realizan estudios sobre los siguientes efectos:

- inhibidores del desarrollo de determinados virus de las plantas: necrosis del tabaco, mosaico del cucumber, con propiedades termoestables.
- antioxidantes. Su tintura permite, en efecto, prolongar de 2 a 3 veces la duración del pescado congelado. Tiene aplicación en alimentación, cosmética, biología y medicina.
- fito-inhibidor. Sobre la germinación de algunos vegetales (cáñamo, lechuga, patata). Propiedad esta de gran utilidad en el campo de la alimentación, ya que podría reemplazar los rayos gamma utilizados para la conservación de verduras que son irradiados para evitar su germinación.

Indicaciones

A la luz de los trabajos y experimentación realizados, así como de sus resultados, parece que la tradición transmite fielmente el poder del propóleo como remedio útil y eficaz en numerosos casos. No creemos conveniente dar una imagen del propóleo como panacea universal, ya que sería el peor beneficio que le podríamos rendir, pero a los que lo utilizan para las afecciones indicadas y según dosis, se les auguran resultados seguros y constantes.

En la persona enferma y teniendo en cuenta la etiología de la enfermedad, el propóleo puede ser tomado solo o asociado a otras terapias indispensables en los trastornos siguientes:

1. área cardiovascular y sanguínea:

   - ciertas anemias
   - arterioesclerosis

- vía general, uso interno

2. área digestiva:

   - muy indicado para terapias estomatológicas
   - higiene dental, gingivitis y aftas
   - dolores e infecciones dentales
   - estomatitis ulcerosa y parodontosis
   - moniliasis bucales

Descubre en la naturaleza la mejor medicina

- tratamiento postextracción

- vía local, interna (enjuagues y torunda)

Y en gastroenterología:

- gastritis gastroduodenitis
- ciertas úlceras gastroduodenales
- colitis diversas
- disenterías biliares y colecistitis crónicas

- vía general, uso interno

3. área respiratoria:

- afecciones otorrinolaringológicas, tanto para formas agudas como crónicas (anginas, faringitis, laringitis, rinitis, rinolaringitis)

- vía general + vía local interna (gargarismos)

- sinusitis
- otitis
- fiebre del heno
- afecciones broncopulmonares
- bronquitis aguda y crónica, y asma
- tuberculosis (como complemento)

- vía general, uso interno

4. área genitourinaria:

- infecciones e inflamación de: riñones, vejiga, uretra... y de próstata, tricomonas...

- vía general, uso interno; vía general + local (lavados)

5. área dermatológica:

- contusiones, cortes o heridas
- sabañones y grietas
- quemaduras (incluidas las del sol)
- abscesos, forúnculos y supuraciones
- úlceras varicosas y cicatrizaciones

• vía local, uso tópico (externo)

- verrugas, durezas, callos y queloides
- eritodermia escamativa (bebés)

• vía local, uso tópico (externo)

- psoriasis y eccema
- queratodermia, palmoplantar
- radiodermitis (preventivo y curativo)
- tiña y otras manifestaciones cutáneas

• vía local, uso tópico (externo)

Cabe destacar que, junto con las áreas respiratorias, la dérmica es uno de los grandes dominios del propóleo, donde ha dado y viene dando unos resultados extraordinarios.

6. área neuropsíquica:

- esclerosis en placas
- distrofia muscular progresiva
- insuficiencias cerebrovasculares
- anorexia mental

• vía local, uso interno

Las mejoras constatadas estarían en relación con la actividad del propóleo sobre el metabolismo neuronal.

7. áreas diversas

- metabolismo (deficiencias constitucionales)
- endocrina (afecciones tiroideas, bocio)
- osteoarticular (síndromes reumáticos)
- oftalmología, estados inflamatorios (orzuelos, blefaritis)

- vía local, uso interno.

Aunque es bien cierta la necesidad de observaciones y estudios clínicos sistemáticos para poder estar perfectamente seguros de las virtudes e indicaciones del propóleo sobre un plano científico, en la práctica, los resultados de su aplicación son no solo buenos, sino más que válidos, ya que en materia médica y satisfaciendo el principio de no perjudicar (cuya base la comparte el propóleo) son los resultados los que cuentan tanto para el médico como para el enfermo.

Observaciones de interés

En el Instituto de Oncología de Liubliana (Eslovenia) se utilizó un preparado de propóleo y miel con 37 pacientes que recibían tratamiento de radio o cobalto como terapia sobre tumores malignos en cavidad bucal en la lengua o en la garganta. Los resultados fueron muy interesantes para los facultativos y más aún para los pacientes. Se pudo comprobar que, en los casos de inflamaciones provocadas por las radiaciones, la eficacia como antiinflamatorio fue superior.

Durante este tratamiento con propóleo, los síntomas dolorosos estuvieron completamente ausentes, manifestándose apenas de forma benigna después del período crítico de tratamiento de sexta-séptima radiación. El propóleo funcionaba con extraordinaria eficacia.

Asimismo, se eliminaron los efectos colaterales provocados por los rayos.

El propóleo puede abrir un nuevo campo de suma utilidad como auxiliar en el tratamiento del cáncer para disminuir el peligro de las radiaciones.

Muy importante

Las personas que reaccionan a las picaduras de las abejas con shock anafiláctico deben abstenerse de usar propóleo.

Aloe vera

Nombre científico: *Aloe barbadensis*

Descripción

Familia de las *asphodelaceae* o aliáceas, con hojas perennes en forma de roseta. Las hojas miden 40-50 por 5-8 cm y están densamente agrupadas en una roseta basal de hasta 20 hojas, de un verde-grisáceo.

Hay muchas variedades de aloe, pero solo tres se consideran de uso medicinal:

- vera: *barbadensis, paraguanensis, canariensis*....
- *ferox*
- *arborescens*

Hay otras dos variedades que no tienen las mismas propiedades.

Arborescens es muy propio del levante. Es de hoja más pequeña. No se usa mucho porque tiene la hoja fina y se obtiene poca pulpa.

El *Aloe ferox* tiene todas las hojas con pintas blancas, pequeñas, como de 25 cm de largo. Sus espinas laterales son más hirientes. También tiene espinas en el centro de la hoja.

Es la planta más completa para la salud del ser humano.

El aloe es un alimento. Se consume la pulpa y el jugo. La pulpa puede usarse para acompañar en ensaladas. Se pueden hacer batidos y licuados con el aloe vera.

También se puede usar para hacer un asado, para la plancha (se utilizan los filetes de pulpa) sin la piel, en guisos, pero se añade al final porque si no el calor hace que pierda sus principios activos.

También es apta para hacer mermelada o flores en almíbar. En realidad, se puede preparar de muchas maneras, menos frito.

Desprende un olor semejante al de la cebolla porque pertenece a la familia de las aliáceas (cebollas, puerro...).

Contiene aloína, un poderoso cicatrizante de heridas, que corresponde a la sustancia amarilla que hay entre la pulpa y la piel de la hoja. Para uso interno debe desecharse.

Descubre en la naturaleza la mejor medicina

También tiene alantoína, una sustancia muy buena para la piel y que puede aplicarse en:

- cosmética. Es muy utilizada para preparar cremas hidratantes, dentífricos, lápiz de ojos...
- higiene: en champús, jabones, para productos de la higiene bucal...
- limpieza de enseres y de la casa, detergentes, jabón para fregar....
- como insecticida de plagas. Su purín se utiliza para fumigar y para evitar los pulgones u otras plagas. Si se le añade unas gotas de propóleo, se utiliza como insecticida de jardines y huertos. Corrige alteraciones de PH del suelo. *

Composición química

- agua, resina
- aloína, sustancia cicatrizante. Solo para uso externo
- alantoína, una de las sustancias más importantes
- proteínas: enzimas
- glúcidos: polisacáridos lignina, acemanano, glucomanano, pentosano, galactosa
- vitaminas B12, B1, B2, B5, B6, A y C
- aminoácidos: valina, metionina, fenilalanina, lisina y leucina, entre otros
- oligoelementos: manganeso, calcio, potasio, sodio, aluminio, hierro, zinc, cobre, plata, cromo, fósforo, yodo, azufre, magnesio, titanio y germanio
- ácidos: ácido cinámico, ácido fólico, ácido salícico y urónico que proporcionan una profunda limpieza de la piel, pues penetran en todas sus capas, eliminando bacterias y depósitos grasos que dificultan la exudación a través de los poros.

Es la planta con mayor composición química y de más valor, tiene más de 170 principios activos, el 80 % de todas las vitaminas conocidas (D, A, C, y mayor parte del grupo B), una composición de enzimas sorprendente (amilasa, catalasa, oxidasa, lipasa, alinasa, entre otras), 9 aminoácidos esenciales y al menos de 10 a 12 de los no esenciales.

Incluye también gran cantidad de taninos. Contiene esteroides —que refuerzan la musculatura y contribuyen a la función de descomposición de los tejidos necróticos para ser eliminados—, además de ser calmantes del dolor.

Entre los ácidos orgánicos, tiene aspártico y glutámico, y en cuanto a los aminoácidos, aporta lisina, treonina, leucina, valina, metionina, isolicina, fenialanina, triptofano, y entre los secundarios, histirina, prolina, glicerina, alanina, cistina, tiroxina, arginina.

Tiene hidroxiprolina y serina.

Tiene ligninas, aminoácidos que penetran en los tejidos con gran facilidad y que permiten la entrada de otros principios.

Contiene saponinas en gran cantidad, agentes suavizantes, glucósidos (con sus cualidades limpiadoras y antisépticas), antraquinonas y antraquinas —que son potentes antibióticos y antivirales y bactericidas, y son analgésicas como aloína (también tiene efectos laxantes).

Aporta también barbaloina y antraceno (son resinas bactericidas). Amodina (sustancias laxantes), aceite etérico (tiene propiedades analgésicas), ácido crisofánico (responsable de su efecto beneficioso para soriasis y hongos), ácido cinámico (que es fungicida y detergente), betacaroteno (antioxidante necesario para conservar la vista y la piel de las mucosas, así como para asegurar un buen crecimiento y reproducción de las células, a la vez que la inmunidad orgánica).

Aporta colina y acelticolina, que estimula el riego cerebral y las conexiones neuronales. Ácido fólico, que inhibe el crecimiento de células patógenas. Incluye abundante cantidad de polisacáridos (mananos, glucomananos).

Se hizo un estudio de su uso contra el VIH y si bien tuvo mucho éxito, la medicina no lo aceptó y no se publicó.

El aloe vera también es válido para tratar el papiloma humano.

Incluye minerales (tiene todos los fundamentales, zinc, cobre...), pero tiene uno rarísimo, que es el 142 de la tabla periódica, el germanio, que solo lo presenta el reishi (hongo).

Usos y aplicaciones

(Verificados en investigaciones y experimentos científicos realizados en diversos países).

- VIH
- esclerodermia
- esclerosis múltiple

- ELA (esclerosis lateral amiotrófica)
- úlceras ventriculares
- divertículos
- depósitos pulmonares
- sinusitis
- tricomoniasis
- piorrea (problemas boca)
- úlceras de todo tipo, sobre todo oculares
- cornea nebulosa
- mordeduras de serpientes
- es desodorante
- loción después del afeitado o depilación
- elimina pulgas en perros y gatos
- limpia metales y conserva cueros y madera
- asma
- mal aliento
- eliminación de sarro
- limpia y refuerza las encías
- hepatitis y cirrosis
- colitis
- enfermedades del corazón
- sistema circulatorio
- angina de pecho
- arteriosclerosis
- colesterol LDL y HDL
- triglicéridos
- presión arterial
- diabetes
- actúa como bioestimulante
- enuresis nocturna
- lepra
- lupus en sus 2 variedades: LES y LED
- produce una especial tonificación del sistema inmunitario
- manchas en la piel
- meningitis
- protección contra los rayos UVA

- protege los capilares más finos: ojos y cerebro
- cataratas
- retinitis
- soriasis
- quemaduras, torceduras y esguinces
- tuberculosis. En 1958 se declaró erradicada en el planeta (ahora hay muchos casos).
- úlceras gástricas
- en el cáncer: reduce la masa tumoral y el tamaño y las frecuencias de las metástasis tratándose con jugo.
- leucemia. Debido al manano manosa (antígeno) es muy efectivo.
- cáncer intestinal, estomago, mama, piel, de las mucosas bucales, de los labios y de los órganos genitales femeninos, con notable incremento de los anticuerpos.
- VIH. En 1989 el Doctor Terry y Pulse completaba el aloe vera con ácidos grasos.
- rehabilitación del sistema inmunológico deprimido o bajo. Estimula la multiplicación de los macrófagos de las células T (desoxidación celular).

Preparaciones y modo de empleo. Uso interno

No se utilizan cocimientos pues el calor destruye sus principios activos.

JUGO. El más utilizado para uso medicinal

Una vez retirada la aloína, mezclar 180 g de pulpa con 0,6 litros de agua, una cucharada de zumo de limón y se le puede añadir una cucharada de miel. Poner todo en la licuadora y licuar. Conservar en frigorífico. Si está muy concentrado, diluir en agua a razón de 0,04 litros.

TINTURA

Poner dos terceras partes de un recipiente de boca ancha de aloe en pulpa, troceada finamente, y rellenar con alcohol de 70° apto para uso interno. Dejar macerar 18 días, transcurridos los cuales se filtra (se podrá hasta comer la pulpa después de su filtrado). Envasar.

VINO MEDICINAL

50 g de pulpa con 0,75 litros de vino blanco de Jerez.

JARABE MEDICINAL. Anticancerígeno

Mezclar 0,25 litros de miel pura, 0,04-0,05 litros de bebida alcohólica destilada (aguardiente o coñac) y 2 kg de pulpa limpia (sin aloína). Poner en la batidora hasta obtener el jarabe. Tomar 1 cucharada sopera 3 o 4 veces al día. Guardar en el frigorífico.

Propiedades. Uso externo

- Antiinflamatorio – El aloe puede ayudar a reducir la inflamación, que es la reacción del cuerpo a las infecciones, la irritación y otras lesiones.
- Antiirritante – Puede ayudar a reducir muchos tipos de irritación de la piel.
- Antioxidante – El aloe vera puede proteger tu piel del daño de los radicales libres.
- Antibacteriano – Puede inhibir el crecimiento de ciertos tipos de bacterias. Incluso se ha demostrado que previene la acumulación de placa cuando se utiliza como enjuague bucal.
- Antiviral – Se ha demostrado que el aloe tiene propiedades antivirales, por lo que es útil para el herpes labial y el herpes zóster, u otras afecciones cutáneas de origen viral.
- Antifúngico – También puede ser un buen aliado para combatir el pie de atleta, la tiña y otras infecciones por hongos o levaduras.
- Hidratante – El gel de aloe puede ayudar a hidratar la piel, pero puede resultar seco para algunas personas porque no tiene un componente graso que ayude a la piel a retener esa humedad. El aceite de aloe, en cambio, contiene grasas que facilitan que la piel retenga la hidratación.
- Cicatrizante – Se ha demostrado que el aloe ayuda a que los cortes y heridas superficiales se curen más rápido.
- Protección solar – Tanto el aceite de coco como el aloe pueden ayudar a proteger la piel de los dañinos rayos UVA. (Cada uno de ellos bloquea alrededor del 20 % de los rayos solares. Aunque eso no es mucha protección, sí ayuda).

Preparaciones y modo de empleo. Uso externo

Maceración en vinagre

Ponerlo en maceración en vinagre de vino tinto. Añadir vinagre de salvia o artemisa. Macerar 9 días como para cualquier tipo de planta. Por ejemplo, sirve para los piojos.

Existe el elixir floral. Ayuda a renovar la energía vital y evitar el agotamiento.

Aceite de aloe vera

Para realizar un aceite de aloe vera no se deben utilizar hojas de aloe frescas, sin deshidratarlas primero. Debido al alto porcentaje de agua presente en el aloe, utilizar las hojas frescas puede hacer que nuestro aceite sea un caldo de cultivo potencial para las bacterias.

Ingredientes
- aloe vera (h.) 3 uds.
- aceite de jojoba u otro aceite (coco, aguacate...) 0,5 l

Elaboración
1. Preparar el aloe vera. Enjuagar bien las hojas de aloe vera y cortar los bordes dentados de ambos lados, dejando la mayor parte posible de la hoja intacta.
2. Deslizar el cuchillo por las hojas desde la base de la hoja hasta la punta, dejando al descubierto el gel del interior.
3. Cortar las hojas en trozos que quepan en el deshidratador. También se puede secar en la posición de calor más baja del horno, utilizando el programa de ventilador si tiene.
4. Secar completamente los trozos de hoja de aloe hasta que estén quebradizos. Al principio, parecerán secos, pero todavía estarán algo flexibles. Continuar secando hasta que estén quebradizos para asegurarse de que no quede humedad. (La humedad es un caldo de cultivo para el crecimiento microbiano).
5. Macerar el aceite como otras plantas con los tres procedimientos explicados.
6. Una vez que el aloe esté completamente seco, llenar un frasco de cristal con los trozos de hoja de aloe vera seca. Cubrir completa-

mente el aloe con aceite de coco (u otro aceite portador) y dejar la mezcla en un lugar cálido durante 45 días al sol o cerca de una estufa estable. También se puede utilizar el método del baño de María (45 minutos al baño de María y reposar 24 horas. Repetir 5 veces).

7. Transcurrido el período, el aceite debería tener un agradable y limpio aroma a aloe. También habrá tomado parte del color de las hojas.

8. Colar los trozos de hoja del aceite y poner en la botella donde se almacenará.

Aceites portadores estables

Las mejores opciones para los aceites vegetales portadores son aquellos que no tienen olores o sabores fuertes propios. Conviene elegir aceites estables con una larga vida útil, ya que suelen soportar mejor el calor y hacen que el aceite de aloe dure más tiempo.

El aceite de jojoba es un aceite estable, perfecto tanto para el cuidado del cabello como de la piel. El aceite de coco es muy estable, pero puede provocar acné en algunas personas. El aceite de girasol es un aceite suave y no comedogénico, pero no se conserva tanto como los otros dos.

Una vez filtrado, guarda el aceite terminado en un lugar fresco y seco. El tiempo de conservación dependerá del aceite portador elegido y del método utilizado para calentarlo. Con el tiempo, el aceite se pondrá rancio.

Para ayudar a prolongar la vida útil del aceite, considera la posibilidad de añadir algo de vitamina E. La vitamina E es un antioxidante que puede alargar la duración del aceite más tiempo. Añádela en una dosis del 0,5 % (es decir, por cada 95,5 g de aceite, utilizarás 0,5 g de vitamina E).

Muérdago

Nombre técnico: *Viscum album*

Especie vegetal extraordinaria que nace de una semilla que germina y se desarrolla en ramas o troncos de árboles.

Funciona como hemiparásito obligado a no tocar la tierra, circunstancia que hace de él una especie única.

Produce unos frutos blanquecinos o rojos que portan una sola semilla rodeada de pulpa viscosa.

Compuestos químicos

- colina
- acetilcolina
- ácido oleanólico
- resina
- viscotoxina
- cistina, serina y arginina

Propiedades curativas

- tónico cardiovascular
- hipotensor
- la viscotoxina produce necrosis locales cuando se inyecta en tumores malignos.
- antiepilépticos (el de tilo). Los antiguos médicos lo empleaban como remedio eficaz y seguro para la epilepsia.
- convulsiones crónicas
- trastornos histéricos
- regeneración del páncreas
- diabetes
- desequilibrio hormonal
- arterioesclerosis y apoplejía
- hemorragias pulmonares e intestinales
- congestiones de cabeza
- vértigo
- zumbido de oídos
- trastornos de la vista
- hipertensión
- esterilidad de la mujer
- trastornos de la matriz

- trastornos de la menstruación
- congelación de nariz y dedos (de pies y manos) en uso externo

Modo de empleo

- tisana fría, maceración en frío
- polvo de la planta
- tintura hidroalcohólica
- extracto fluido (solución inyectable)
- cocimiento (uso externo)
- pomada (uso externo)

Precauciones

- usar en dosis pequeñas
- administrar bajo prescripción de especialista
- no ingerir los frutos

Romero

Nombre científico: *Rosmarinus officinalis*
Familia: *Lamiaceae*
Etimología: rosa marina o rocío del mar
Grupo: aromáticas

Descripción

Planta herbácea perenne que puede hacerse arbustiva, siempre verde, leñosa. Puede llegar a medir hasta 1,5 m de altura. Las hojas parten de las ramas generalmente pares, pinadas, nerviadas en el centro. Son de color verde intenso en la parte superior, blanquecinas en la inferior, muy ricas en aceite esencial.

Las flores son de color azulado o violáceo. Nacen axilares en ramilletes, con cáliz bilabiado. Florece durante todo el año, se cría en toda la costa mediterránea y en cualquier tipo de terreno; es poco exigente en cuanto al agua, acepta los terrenos menos abastecidos. Resiste altas temperaturas y heladas, pero no el encharcamiento.

No se complace con los vientos del norte. Recolección entre abril y julio.

Partes útiles: hojas y sumidades floridas.

Composición

Tanino, principio amargo, saponina ácida, pequeñas cantidades de glucósido, resina, aceite esencial. Su composición varía según el lugar y la época de recolección.

Virtudes y propiedades

Son múltiples las virtudes que posee, entre las que podemos destacar:

- reconfortante del corazón
- estimulante
- antiséptico
- antiespasmódico (sistema nervioso y aparato digestivo)
- colagogo (estimula la secreción biliar)
- ligeramente diurético
- tónico estomacal y digestivo
- hipotensor
- antineurálgico
- antidepresivo
- antihistérico y cordial
- reglas dolorosas
- notable acción sobre piel y cabellos
- también utilizada para aromatizar templos
- desinfección y contra insectos y parásitos

Usos y aplicaciones

Internos:

- astenia y convalecencias
- asma y afecciones respiratorias
- hepatitis en todas sus manifestaciones
- dispepsias
- cefaleas y neuralgias
- vértigo
- pérdida de memoria
- depresión y bajones físicos y anímicos

Externos:

- cuidado y mejora de la piel y el cabello
- llagas y heridas
- las hojas frescas y las flores comidas hacen abundante la leche materna.
- zumo de hojas y flores: con azúcar o miel para el ahogamiento del pecho (asma, disnea, alergias, etc.)
- excelente para baño de pies. Se puede mezclar con cola de caballo (antifúngico), caléndula (antiinflamatorio) y milenrama.

Preparaciones y modos de empleo

Preparaciones de uso interno

INFUSIÓN

Poner 15 g (1 cucharada sopera) de hojas de romero seco bien desmenuzado en 0,3 litros de agua hirviendo, y dejar reposar 9 minutos. Tomar 2 tazas al día. Es tónico aperitivo, antes de las comidas; depurativo y hepatobiliar, después de las comidas.

VINO

Macerar 30 g de hoja seca en 0,75 litros de vino tinto de calidad, dejar reposar 9 días y dinamizar. Dosis: 3 «copitas» al día. Aumenta la memoria, quita la tristeza de corazón, es antidepresivo, conforta el cerebro y aviva los sentidos; incrementa el apetito, da vigor y fuerza a todos los miembros corporales.

TINTURA

300 g de hojas de romero seco pulverizado en 0,9 litros de alcohol de 60 grados. Dejar macerar 18 días y filtrar. Tomar 18 gotas 3 veces al día.

JARABES

Método convencional: poner un puñado de hojas de romero seco y desmenuzado (5/6 cucharadas soperas) y hervir en 1 litro de agua durante 18 minutos. Dejar reposar otros 9 minutos y filtrar. En caliente añadir 250 g de azúcar integral o panela y un poco de espesante natural, que previamente hemos disuelto en un poco de agua caliente.

Tomar entre 3 y 6 cucharadas soperas al día. Conservar en frigorífico.

Método antiguo: poner 8 cucharadas soperas de hojas de romero seco bien desmenuzado en 1,5 litros de vino tinto de buena calidad. Hervir durante 18 minutos y dejar a fuego mínimo otros 18 minutos para evaporar el alcohol. Filtrar y, todavía en caliente, añadir 300 g de miel de romero y espesante natural. Conservar en frío.

COCIMIENTO

Poner 30 g (4 cucharadas soperas) de hojas secas bien trituradas en 1 litro de agua hirviendo, hervir durante 9 minutos y dejar reposar otros 9 minutos. Se puede endulzar con miel o azúcar integral. Tomar 3 o 4 tazas al día.

EXTRACTO FLUIDO

Poner hojas de romero secas y pulverizadas en alcohol de 96 grados en proporción 50% - 50%, dejar macerar 9 días y filtrar bien.

Al ser más concentrado, la dosificación es menor, por lo que hay que tomar 5 gotas 3 veces al día.

EXTRACTO SECO

Realizar el extracto fluido y dejar evaporar el alcohol. Se usa para la preparación de pastillas y cápsulas.

Preparaciones de uso externo

VINAGRE DE ROMERO

En un tarro de vidrio de boca ancha poner 2/3 de hojas de romero seco o fresco bien desmenuzado y rellenar con vinagre de vino hasta el gollete del tarro (dejar libre 1 dedo).

Macerar 9 días y filtrar. Se usa como loción para picores por dermatitis, ampollas, piojos, etc. El vinagre cauteriza y desinfecta las heridas.

COCIMIENTO CONCENTRADO

Poner 45 g (6 cucharadas soperas) de hojas secas bien trituradas en 1 litro de agua hirviendo, hervir durante 14 minutos y dejar reposar otros 14 minutos. Filtrar. Se usa para lavados y emplastos, y como loción para uso externo. Se utiliza en baños de compresas. El resto vegetal, después de filtrar, se bate y usa en cataplasmas o emplastos.

ALCOHOLATO (alcohol de romero)

Poner 80 g de hojas de romero seco bien desmenuzado en 1 litro de alcohol de 96 grados de farmacia (solo uso externo), dejar macerar 9 días y filtrar bien. Se usa en friegas para activar la circulación sanguínea, calentar músculos, etc.

ACEITE DE ROMERO (la forma más utilizada)

En un tarro de boca ancha poner 3/4 partes de hojas y flor de romero fresco (nunca seco) sin comprimir, rellenar con aceite de oliva virgen hasta el gollete y dejar macerar.

Hay 3 formas de macerar:

- Si es verano, poner el tarro 45 días al sol y al sereno. Transcurrido ese plazo poner al baño de María durante 45 minutos a fuego medio. (No cerrar herméticamente el tarro al aplicar calor). Después filtrar (el aceite tarda mucho en poder filtrarse).
- Si es invierno se puede sustituir el sol por una estufa, radiador..., siendo el procedimiento el mismo.
- Método del baño de María: poner al baño de María a fuego medio durante 45 minutos. Dejar 24 horas de reposo y repetir durante 5 días.

El aceite de romero se conserva en fresquera (nunca en el frigorífico).

Se utiliza para dar friegas hidratando la piel, para masajes tónicos y revitalizantes y para dolores articulares.

BÁLSAMO

Tomar el aceite de romero, preparado según el apartado anterior; mezclar el 90% de aceite de romero y un 10% de cera virgen de abeja. Calentar al baño de María, añadir la cera hasta que diluya totalmente. Envasar y enfriar. Opcionalmente se pueden añadir aceites esenciales reforzadores.

POMADA

Mismo procedimiento que el bálsamo mezclando 80% de aceite de romero y 20% de cera virgen de abeja.

Historia

Dioscórides: «Comida su flor en conserva, conforta el cerebro, el corazón y el estómago, anima el entendimiento, restituye la memoria perdida y despierta el sentido».

Es una de las plantas más antiguas y ocupa un lugar privilegiado en el templo de las plantas mágicas y curativas. Está consagrada a Venus y a Júpiter y considerada como planta de la eterna juventud. Dícese que su esencia evita la descomposición de los cadáveres, sus hojas y flores en contacto con la carne y sobre el corazón producen alegría. El sahumerio de sus hojas purifica, limpia y aleja todos los males.

Glosario

Nombre común / Nombre técnico (latín)

Abedul / Betula alba L.

Abrótano / Santolina chamaecyparissus

Acanto / Acanthus mollis L.

Acedera / Rumex acetosa L.

Aciano / Centaurea cyanus

Achicoria / Cichorium intybus L.

Adormidera / Papaver somniferum L.

Agracejo / Berberis vulgaris L.

Agrimonia / Agrimonia eupatoria

Ajedrea / Satureja montana L.

Ajenjo / Artemisia absinthium L.

Ajo / Allium sativum

Álamo negro / Populus nigra L.

Albahaca / Ocinum basilicum

Alcachofa / Cynara scolymus

Alcaravea / Carum carvi L.

Aleluya / Oxalis acetosella L.

Alholva / Trigonella faenum-greecum

Aliso / Alnus glutinosa

Alquequenje / physalis alkekengui

Amapola / Papaver rhoeas L.

Amaro (salvia romana) / Salvia sclarea L.

Amor de hortelano / Galium aparine L.

Anís / Pimpinella anisum

Angélica / Angelica archangelica L.

Apio silvestre / Apium graveolens L.

Aguileña / Aquilegia vulgaris L.

Arándano / Vacinum myrtilluss

Arenaria / Spergularia rubra L.

Argentina / Potentilla anserina L.

Árnica / Arnica montana L.

Artemisia / Artemisia vulgaris L.

Artemisia annua / Artemisia annua L.

Aspérula olorosa / Asperula odorata L.

Avellano / Corylus avellana L.

Avena / Avena sativa

Azafrán / Crocus sativus

Bardana / Arctium lappa L.

Bellorita (margarita) / Bellis perennis L.

Berro / Nasturtium Officinale L.

Bistorta / Polygonum bistorta L.

Boj / Boxus sempervirens

Bolsa de pastor / Capsella bursa-pastoris

Borraja / Borago Officinalis L.

Brezo / Calluna vulgaris L.

Calabaza / Cucurbita pepo

Calaminta / Calamintha Officinalis M.

Cantueso / Lavandula stoechas

Cáñamo / Cannabis sativa

Capuchina / Tropaeolum majus

Cardencha / Dipsacus sylvestris M.

Cardo corredor / Eryngium campestre L.

Cardo mariano / Silybum marianum L.

Cardo santo / Cnicus benedictus

Carlina angélica / Carlina acaulis L.

Cebada / Hordeum vulgare

Cebolla / Allium cepa

Celidonia / Chelidonium majus L.

Centaura menor / Centaurium erythraea L.

Centinodia / Polygonum aviculare L.

Cilantro / Coriandrum sativum

Cincoenrama / Potentilla reptans

Cinoglosa / Cynoglossum officinale L.

Ciprés / Cupressus sempervirens

Clemátide / Clematis vitalba

Col / Brassica oleracea

Cola de caballo / Equisetum arvense

Consuelda mayor / Symphytum officinale L.

Consuelda menor / Brunella vulgaris

Convalaria / Convallaria majalis

Correhuela mayor / Convolvulus
    sepium L.

Culantrillo / Adiantum capillus L.

Diente de león / Taraxacum officinale. L.

Drosera / Drosera rotundifolia L.

Efedra / Ephedra distachya L.

Encina / Quercus ilex L.

Endrino / Prunus spinosa L.

Enebro / Juniperus communis L.

Eneldo / Anethum graveolens L.

Enula / Inula helenium L.

Epilobio / Epilobium angustifolium

Equiseto / Equisetum arvense L.

Erísimo / Sisymbrium Officinale L.

Escaramujo (rosal silvestre) / Rosa canina L.

Escrofularia / Scrofularia nodosa L.

Espino blanco / Crataegus monogyna L.

Espino amarillo / Hippophae rhamnoides

Espuela de caballero / Consolida regalis

Eucalipto / Eucalyptus globulus

Eufrasia / Euphrasia Officinalis L.

Eupatorio / Eupatorium cannabinum

Frambueso / Rubus idaeus

Frangula / Frangula alnus

Fresal / Fragaria vesca

Fresno / Fraxinus excelsior

Fumaria / Fumaria officinalis L.

Fucus / Fucus vesiculosus

Galega / Galega officinalis L.

Galio / Galium verum L.

Gayuba / Arctostaphylos uva-ursi

Genciana / Gentiana lutea

Girasol / Helianthus annuus

Gordolobo / Verbascum thapsus

Grama / Agropyrum repens L.

Granado / Punica granatum

Grosellero / Ribes rubrum L.

Haya / Fagus sylvatica

Helecho real / Osmunda regalis L.

Hepática / Hepatica nobilis L.

Hiedra / Hedera helix L.

Hiedra terrestre / Glechoma hederacea L.

Hierbabuena / Mentha crispata L.

Hierba callera / Sedum purpureum L.

Hierba cana (senecio) / Senecio vulgaris L.

Hierba centella / Caltha palustris L.

Hierba de Santa María /
    Chrysanthemum balsamita

Hierba de San Benito / Geum urbanum L.

Hierba de San Roberto/geranio / Geranium
    robertianum

Hierba luisa (aloysia, verbena olorosa) /
    Lippia citriodora

Hinojo / Foeniculum vulgare

Hipérico / Hypericum perforatum

Hisopo / Hyssopus officinalis L.

Jazmín / Jazminum officinale

Laminaria / Laminaria spp.

Descubre en la naturaleza la mejor medicina

Laurel / Laurus nobilis L.

Lavanda (espliego) / Lavandula spica L.

Lechuga silvestre / Lactuca virosa L.

Levístico / Levisticum officinale L.

Licopodio / Lycopodium clavatum L.

Lilo / Syringa vulgaris

Lino silvestre / Linum angustifolium

Liquen de Islandia / Cetraria islandica

Lirio / Iris cardeno

Lengua de buey / Anchusa officinalis

Lúpulo / Humulus lupulus L.

Llantén / Plantago major

Madreselva / Lonicera periclymenum

Madroño / Arbutus unedo L.

Maíz / Zea mays

Malva / Malva officinalis L.

Malvavisco / Althaea officinalis L.

Manzanilla / Matricaria chamomilla

Manzanilla real / Artemisia glacialis L.

Manzano / Malus communis

Maravilla / Calendula officinalis

Marrubio / Marrubium vulgare

Matricaria / Chrysantemum parthenium

Mejorana / Origanum majorana

Melisa / Melissa officinalis

Meliloto / Melilotus officinalis

Membrillo / Cydonia oblonga

Menta / Mentha arvensis L.

Mercurial / Mercurialis annua

Milenrama / Achillea millefolium

Moral negro / Morus nigra

Mostaza / Brassica nigra

Muérdago / Viscum album

Naranjo / Citrus sinensis

Nébeda / Nepeta cataria

Níspero / Mespilus germanica

Nogal / Juglans regia

Nomeolvides / Myosotis palustris

Olivo / Olea europaea

Olmo / Ulmus campestris

Ombligo de Venus / Umbilicus pendulinus

Onagra / Oenothera biennis

Orégano / Origanum vulgare

Ortiga / Urtica dioica

Ortiga blanca / Lamium album

Paciencia / Rumex obtusifolius

Parietaria / Parietaria officinalis

Pasionaria / Passiflora incarnata

Pensamiento / Viola tricolor

Peonía / Paeonia officinalis

Perejil / Petroselinum sativum

Perifollo / Anthriscum cerefolium

Pie de gato / Anthenaria dioica

Pie de león / Alchemilla vulgaris

Pimpinela mayor / Sanguisorba officinalis

Pimpinela menor / Sanguisorba minor

Pino silvestre / Pinus sylvestris

Polipodio / Polypodium vulgare

Primavera / Primula veris u officinali

Puerro / Allium porrum

Pulmonaria mayor / Pulmonaria officinalis

Pulsatilla / Pulsatilla vulgaris

Regaliz / Glycyrrhiza glabra

Retama / Cytisus scoparius

Ricino / Ricinus communis

Romero / Rosmarinus officinalis

Ruibarbo / Rheum rhabarbarum

Rusco / Ruscus aculeatus

Salicaria / Lythrum salicaria

Salvia / Salvia officinalis

Saponaria / Saponaria officinalis

Sargazo / (Ver «Fucus»)

Satirión / Orchis mascula

Sauce blanco / Salix alba

Saúco / Sambucus nigra

Saxifraga / Saxifraga granulata

Sello de Salomón / Polygonatum officinale

Serbal / Sorbus aucuparia

Serpol / Thymus serpyllum

Siempreviva mayor / Sempervivum
    tectorum

Soja / Soja hispida

Tanaceto / Tanacetum vulgare

Tilo / Tilia cordata

Tomillo / Thymus vulgaris

Tormentilla / Potentilla erecta

Toronjil silvestre / Melittis melissophyllum

Tusilago / Tussilago farfara

Ulmaria / Filipendula ulmaria

Valeriana / Valeriana officinalis

Vara de oro / Solidago virgaurea

Vellosilla / Hieracium pilosella

Verbena / Verbena officinalis

Verdolaga / Portulaca oleracea

Verónica / Veronica officinalis

Vid / Vitis vinifera

Vincapervinca / Vinca minor

Violeta / Viola odorata

Vulneraria / Anthyllis vulneraria

Zanahoria / Daucus sativa

Zaragatona / Plantago psyllium

Zarza/zarzamora / Rubus fruticosus

Zarzaparrilla / Smilax aspera

Zurrón / Chenopodium bonus

Bibliografía

AA.VV. *Atlas ilustrado de plantas medicinales y curativas*. 2014. Editorial Susaeta.

Biri, M. y Prats, C. *El gran libro de las abejas*. 1988. De Vecchi.

Canevaro, S. *Aloe vera*. 2004. Tikal ediciones.

Chiej, R. *Guía de plantas medicinales*. 1987. Editorial Grijalbo.

Diccionario integral de plantas medicinales. 2002. RBA Integral.

Dioscórides. *De materia médica*. 1563. Editorial Instituto de España.

Font Quer, P. *Plantas medicinales: el Dioscórides renovado*. 1999. Editorial Península.

Jean-Prost, P. y Le Conte, Y. *Apicultura. Conocimiento de la abeja. Manejo de la Colmena*. 2007. Mundi-Prensa.

Laguna, A. *La materia médica de Dioscórides*. 1565. Instituto de España.

Prat, L. y Ribó, T. *El gran libro del aloe vera*. 2006. Integral.

Secretos y virtudes de las plantas medicinales. 1982. Editorial Selecciones del Reader´s Digest.

Tomkins, P. y Bird, C. *La vida secreta de las plantas*. 2016. Editorial Capitán Swing.

Treben, M. *Salud de la botica del Señor*. 2013. Editorial Ennsthaler.

— *Plantas medicinales*. 1994. Blume.

Vázquez Molina, G. *La magia de las hierbas*. 2012. Editorial Txertoa.

—Plantas medicinales. Principales plantas medicinales, forma de usarlas, dosis y preparación de remedios. 2008. Editorial Txertoa.

Vázquez Molina G., Herrero Llamas J., Sarmiento M. *Los árboles sanadores*. 2014. Editorial Txertoa.

Índice

Descubre en la naturaleza la mejor medicina

Descubre en la naturaleza la mejor medicina